Yoga
INTEGRAL

• • • • • • • •

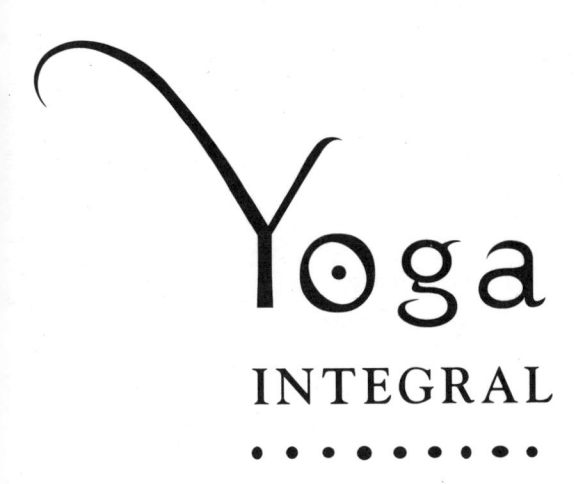

O YOGA PARA UMA NOVA ERA

Horivaldo Gomes

2ª edição
1ª reimpressão

PALLAS

Rio de Janeiro
2007

Copyright©1993
Horivaldo Gomes

Produção editorial
Pallas Editora

Revisão
Anna Creatsoula

Diagramação
Cid Barros

Capa
Luciana Justiniani

Ilustrações de miolo
Renato Martins

Todos os direitos reservados à Pallas Editora e Distribuidora Ltda. É vetada a reprodução por qualquer meio mecânico, eletrônico, xerográfico etc., sem a permissão por escrito da editora, de parte ou totalidade do material escrito.

CIP-BRASIL. CATALOGAÇÃO-NA-FONTE.
SINDICATO NACIONAL DOS EDITORES DE LIVROS, RJ.

G614y
2ª ed.
1ª reimp.

Gomes, Horivaldo.
 Yoga Integral: o yoga para uma nova era / Horivaldo Gomes. [Ilustrações: Renato Martins] – 2. ed. – Rio de Janeiro: Pallas, 2007.

ISBN 978-85-347-0343-7

1. Yoga. 2. Auto-conhecimento. I. Título.

93-1260

CDD 613.7046
CDU 613.71

Pallas Editora e Distribuidora Ltda.
Rua Frederico de Albuquerque, 56 – Higienópolis
CEP 21050-840 – Rio de Janeiro – RJ
Tel./fax: (021) 2270-0186
www.pallaseditora.com.br
pallas@pallaseditora.com.br

পিতা

O AUTOR

Sobre o assunto, foram publicados pelo autor os livros *Iniciação ao Yoga, Antes que acabem conosco, Purna Yoga*. Pela Pallas Editora tem publicados os livros: *Yoga prático, Magia das Velas – teoria e ritual, Gotinhas de Luz – a sabedoria dos mestres orientais em 365 pensamentos*.

É bacharel em Direito pela Faculdade Candido Mendes.

Fez vários cursos de formação em Yoga, nas instituições: União Nacional de Yoga, Universidade Federal de Uberlândia, PUC de São Paulo e Universidade de Santa Catarina.

Esteve na Índia em viagem de estudos e aprofundamento. Manteve contato com os yogues do Hymalaia e com mestres contemporâneos como Krishnananda, Brahmananda, Dayananda e Vishnudevananda.

Trabalhou, estudou profundamente e recebeu a sua iniciação no Purna Yoga, no sul da Índia, no Sri Aurobindo Ashram, filosofia que divulga atualmente em seu Centro Cultural, localizado no Rio de Janeiro, e em todo o Brasil.

Ofereço esta obra a todos que acreditam na possibilidade de um mundo melhor.

Agradeço a todos aqueles que, direta ou indiretamente, me auxiliaram para a feitura deste livro, pois são pessoas que amo e que carrego eternamente num regaço de meu coração.

Oração do Aspirante

*"Ó Senhor,
torna-me o guerreiro heróico
da grande batalha do futuro
que está por vir,
contra o passado que insiste
em permanecer."*

A MÃE

Voe

Voe
Confie que você pode voar
Voe
Não creia que os limites não se possam ultrapassar
Voe
Confie em suas asas frágeis
Voe,
mesmo que todos digam que é impossível voar
Voe
não desanime com as quedas
pelo contrário, elas nos mostram
que o chão não é o nosso lugar.
Voe
mesmo que para isto você tenha
que abandonar a razão.
Voe
não deixe a chama se apagar
e acredite no caminho que você quer encontrar.
Voe
e perceba o que há além das nuvens
note bem que o céu é eternamente azul.
Voe
transforme sonho em realidade
e entregue toda a sua vida
a esta possibilidade
Voe
é preferível arriscar-se
vivendo no perigo fértil
do que na segurança estéril
Voe
o mais alto que puderes
e o mais dentro que sentires
Voe, voe comigo
Estou aqui para voar contigo
Voe
o mais alto que puderes
e o mais dentro que sentires
Voe voe comigo
voemos juntos
na direção do infinito.

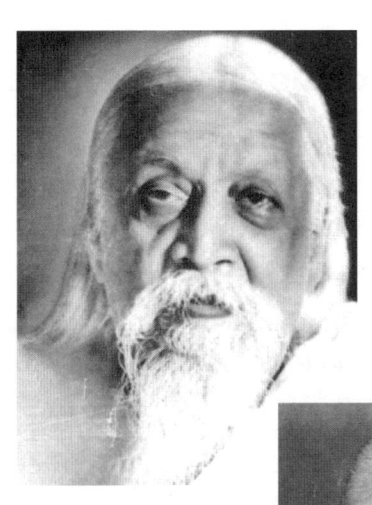

Sriaurobindo

A Mãe

" *A seu serviço nada pode ser sacrifício* "

O Símbolo de Sri Aurobindo

O triângulo descendente representa Sat-Chit-Ananda.

O triângulo ascendente represente a resposta aspirante da matéria sob forma de vida, luz e amor.

A junção de ambos — o quadrado central — é a perfeita manifestação, tendo o lótus em seu centro — o avatar do Supremo.

A água — dentro do quadrado — representa a multiplicidade, a criação.

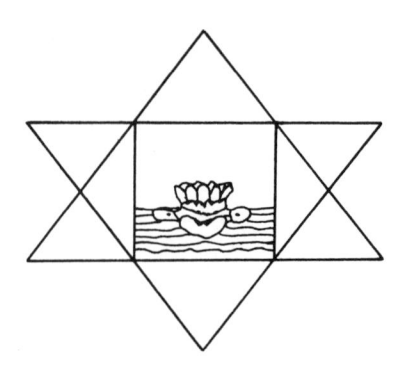

O Símbolo da Mãe

O círculo central representa a Divina Consciência.

As quatro pétalas representam os quatro poderes da Mãe.

As doze pétalas representam os doze poderes manifestados da Mãe para Seu trabalho.

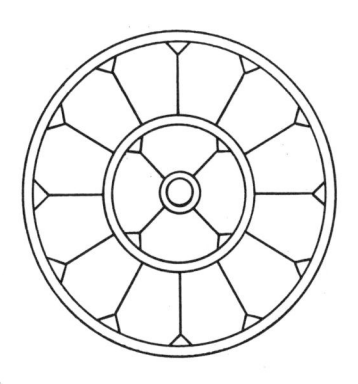

Quem foi Sri Aurobindo?

Sri Aurobindo, mestre do Yoga integral, filósofo, poeta, nasceu em Calcutá, a 15 de agosto de 1872. Foi educado na Inglaterra, retornando à Índia em 1893, já com uma forte tendência à luta política pela libertação de seu povo. Apesar de suas atividades como professor e escritor, Sri Aurobindo mantém permanente contato com líderes e ativistas políticos, e reafirma cada vez mais sua decisão de conscientizar e libertar a nação indiana do domínio colonial inglês.

Seus artigos, publicados em jornais dirigidos aos jovens indianos, têm um forte tom revolucionário, o que o coloca diretamente na mira das autoridades inglesas. Com o crescimento do movimento nacionalista na Índia, Sri Aurobindo torna-se cada vez mais atuante, divulgando suas idéias através de várias publicações, nas quais defende cada vez mais a necessidade premente de uma unidade nacional de fato e de direito, até que em 1907 torna-se o líder do Partido Nacionalista, sendo preso no ano seguinte sob a acusação de ser o instigador de um atentado.

É a partir deste acontecimento que Sri Aurobindo tem sua primeira realização, sua primeira experiência. "Mais ou menos um mês antes de minha prisão, eu tinha recebido um chamado para pôr de lado toda a atividade, retirar-me e olhar para dentro de mim, para que eu pudesse entrar em comunhão mais íntima com ELE. Eu era fraco e não podia aceitar o chamado. Parece-me que ELE falou-me de novo e disse: 'Os laços que você não teve força de quebrar, eu os quebrei. Eu tenho outra coisa para você fazer e é por isso que eu trouxe você aqui, para ensiná-lo naquilo que você não poderia aprender sozinho, e para treiná-lo para o meu trabalho'."

Solto em 1909, Aurobindo dá início ao seu trabalho de Realização Divina na Terra, e percebe que o movimento de libertação, que ajudou a criar na nação indiana, será a semente dos destinos do povo da Índia. Sri Aurobindo parte então para Pondicherry, onde vive dedicado permanentemente à sua busca interior, acompanhado por alguns companheiros de aspiração.

É no ano de 1914 que Mirra Alfassa chega à Pondicherry, aquela que seria a "Mãe", companheira espiritual de Sri Aurobindo, realizadora e materializadora da comunidade de Yoga Integral. Deste encontro, a Mãe sai com uma profunda impressão do Mestre, e escreve: "Pouco importa que existam milhares de seres mergulhados na ignorância. Aquele que vimos hoje está na Terra; sua presença é suficiente para provar que virá o dia em que a sombra será transformada em luz e que Teu Reino será efetivamente estabelecido sobre a Terra".

O trabalho realizado e desenvolvido pela Mãe e por Sri Aurobindo possui um valor espiritual incalculável. O Mestre dedicou-se integralmente à realização da Descida da Suprema Consciência, ao estabelecimento da Supramente sobre a Terra, à transformação da Vida Ordinária em Vida Divina. A Mãe dirigiu e organizou o Ashram e todos os trabalhos da comunidade, sempre em busca do estabelecimento de uma vida mais luminosa, mais valiosa e plena. Sri Aurobindo, recluso, só mantinha contato com os discípulos através de cartas, que transformaram-se em fontes de força e luz para aqueles que buscavam sua orientação. "O Yoga Integral não visa a uma fuga do mundo para o céu ou Nirvana, mas a uma mudança de vida e existência, não como algo subordinado ou incidental, mas como um objetivo distinto e central... Nosso Yoga não é o repisar de velhos passeios, mas uma aventura espiritual", diz o Mestre.

E foi graças à entrega, à aspiração e à fé destes seres luminosos, que tornaram-se perfeitos instrumentos da Consciência Universal, que vemos hoje realizado um grandioso e precioso trabalho de comunidade espiritual em solo indiano. Pondicherry abriga hoje mais de duas mil pessoas seguidoras da filosofia de Sri Aurobindo, pessoas que trabalham nas mais diversas atividades, assumindo sua aspiração e expressando sua dedicação ao ideal do Yoga Integral, cada qual à sua maneira. O que todos estes moradores de Pondicherry têm em comum é a vontade incontestável de tornar a natureza terrena cada vez mais luminosa, e de transformar suas próprias ações em movimentos cada vez mais consonantes com a Voz Interior.

Outra realização em desenvolvimento chama-se **Auroville**, uma cidade em construção que recebe o apoio da Unesco: "Auroville quer ser uma cidade universal, onde os homens e mulheres de todos os países possam viver em paz e harmonia progressiva, acima de todas as crenças, toda a política e todas as nacionalidades. O objetivo de Auroville é realizar a unidade humana", diz a Mãe.

Milhões de discípulos estão hoje espalhados por todo o mundo. E o que cada um deles carrega *como um suave tesouro em seus corações é a profunda certeza da realização Divina na matéria, que, graças a Sri Aurobindo e à Mãe, tornou-se uma realidade que toda a Terra já pode vislumbrar e alcançar.*

Profa. Vera Gomes

"Sem Ti, somos sombras à procura de Luz."

Prefácio

O que é exatamente Yoga?

Exceto para um número restrito de pessoas, essa palavra, apesar de já perfeitamente integrada em nosso vocabulário, ainda suscita significados um tanto obscuros. Em geral, traduz uma idéia de que é perfeitamente possível, através do aprimoramento dos recursos individuais, desenvolver a auto-integração, unindo corpo e mente para expressão da verdadeira natureza desse centro de consciência que chamamos de Eu.
Tais propósitos elevados sugerem, ao não iniciado, habilidades extraordinárias inerentes àqueles raros seres virtuosos, os eleitos — desenvolvidos asceticamente durante uma vida de rigorosa disciplina. É por um lado essa auréola de mistérios e misticismos, e por outro a crença de que se trata de um inacessível método de contorcionismo, o que impede o YOGA ser percebido em todo o seu potencial de promover o autoconhecimento e despertar poderes latentes através de uma prática que pode ser extre-

mamente simples e perfeitamente integrada ao cotidiano da vida moderna.

É essa a contribuição maior que nos traz o trabalho do Professor Horivaldo. **Yoga integral—o yoga para uma Nova Era** *é, com certeza, a primeira obra em nosso idioma a apresentar as diversas técnicas que dão corpo ao Yoga de maneira plenamente acessível ao neófito, sem macular essa milenar filosofia ou reduzi-la à superficialização de tecnicismo complicado que tanto desestimula o aluno iniciante. O livro apresenta esclarecedoras respostas às dúvidas que mais comumente confundem os leigos e os praticantes dessa tão conhecida e pouco compreendida técnica milenar.*

Com esse enfoque absolutamente objetivo, o Prof. Horivaldo nos mostra um Yoga perfeitamente viável que não exige outro pré-requisito senão a firme disposição do praticante em empreender o necessário mergulho nas profundezas do espírito.

Lembra-me também que, a exemplo do Do-In (em tempos imemoriais na China), o Yoga foi desenvolvido e cuidadosamente preservado na tradição hindu como um dos mais valiosos acervos da cultura humana.

Juracy Campos L. Cançado

Sumário

Quem foi Sri Aurobindo? **XV**
Prefácio **XIX**
Primeira Parte - TEORIA **1**
Introdução **3**
Origem do Yoga **7**
O que vem a ser Yoga **10**
A vida toda é Yoga **12**
Yoga inconsciente **16**
Yoga consciente **17**
Definição do Yoga Integral **18**
Objetivo do Yoga Integral **20**
Características do Yoga Integral **22**
A ignorância **27**
O divino **29**
A consciência cósmica **33**
Estruturas da Sádhana **39**
Aspiração **42**
Entrega **47**
O que é Yoga **49**

Iniciando no Yoga **56**
Alimentação **59**
Os chakras **62**
O mantra OM **65**
Incenso e luz **67**
O sânscrito **69**
Segunda parte - PRÁTICA **71**
Conselhos úteis **73**
Kriya **74**
Mudrá **76**
Mantra **81**
Pránáyáma **84**
Ásana **87**
   Matsyendrásana **89**
   Maha Utthita Dhanurásana **92**
   Dhanurásana **95**
   Bhujangásana **97**
   Ekapada Janusirsh Merudandásana **99**
   Chakrásana **101**
   Sarvangásana **102**
   Salabhásana **105**
   Matsyásana **107**
   Halásana **109**
   Paschimotásana **111**
   Upavishta Konásana **113**
   Virabhadrásana **114**
   Natarajásana **117**
   Trikonásana **118**
   Padahastásana **121**
   Vrikshásana **122**
Yoganidra **125**
Dhyana **127**
Glossário **132**
Bibliografia básica de iniciação **137**

Primeira Parte

TEORIA

Introdução

Síntese do Yoga Integral

O *Yoga Integral* é o Yoga da plenitude de Deus, é o Yoga da realização divina. Não é junção das várias linhas de Yoga e sim a experiência e caminho deixados por um dos grandes mestres da Índia, Sri Aurobindo. Ele percebeu que não bastava o homem encontrar Deus nos planos superiores negando a vida ou fugindo dos problemas do mundo, e sim, trazer para a natureza (corpo, mente e vida) a luz do espírito supremo, solucionando as dificuldades da inconsciência e ignorância humanas. Sri Aurobindo percebeu que na Terra todos os planos de consciência se encontram. Portanto, o paraíso será aqui! concordando, assim, com a visão do paraíso terrestre de outros sábios, como Jesus, Meishusama, Nostradamus, etc.

Sri Aurobindo afirma: se Deus fez o mundo para os homens se desligarem dele, porque o fez então? Portanto, a terra prepara A GRANDE OBRA DE DEUS, pois o maior milagre de Deus é se fazer visível. Da mesma forma que rascunhei estes escritos, antes de enviá-los para o editor, Deus faz a mesma coisa com sua obra. A inconsciência é potência da consciência e, sem ela, nós não nos individualizaríamos e o jogo da criação não seria tão rico. Porém, individualizados e conscientes de nossa divindade essencial e Suprema, o jogo cósmico terá ainda um maior deleite, pois o maior sofrimento do ignorante é o de não participar conscientemente do jogo de Deus. Deus para nós é Único e Absoluto e é a chave para a nossa evolução desde o animal até o espiritual.

O Yoga Integral, portanto, resgata as nossas potencialidades latentes. A educação integral proposta por Sri Aurobindo parte de nossa essência espiritual, ou alma, dando todo apoio para aflorar e reinar sobre a natureza. Para isto, todas as técnicas de aperfeiçoamento (criadas ou a criar) podem ser utilizadas, desde que não percam o objetivo central que é a realização do núcleo essencial. Como os caminhos e meios são infinitos, Sri Aurobindo não descreve nenhuma técnica como sendo essencial.

A natureza, portanto, não deve ser esquecida, nem supervalorizada, e sim, colocada em união (yoga) cada vez mais crescente com sua essência, instrumentalizando a alma. É claro que a natureza deve ser lapidada, mas a direção deve ser a mais profunda e intuitiva possível, pois a natureza não conseguirá transformar a si mesma. Assim, a fé, a aspiração e a entrega aos Poderes Essenciais e Supremos, são indispensáveis para esta transformação. E como só o amor reconhece o amor, somente nossa alma poderá, não só reconhecer, mas servir como base para o estabelecimento de uma Consciência Divina sobre a Terra.

Temos que descobrir um poder em nós que transcenda aos pensamentos, condicionamentos e preferências. Só assim, com o apoio da Luz, da Paz e do Amor, poderemos sonhar com um novo e Divino homem sobre a Terra, ultrapassando este estágio de carências e egoísmos no qual estamos imersos.

Temos consciência de que esta transformação depende de um maior número de pessoas para criarmos uma corrente de Luz capaz de dissipar as nuvens de trevas que tanto têm perturbado a Terra. Portanto, esse yoga não se limita a uma academia, pois é uma filosofia prática que deve ser vivenciada 24 horas de nosso dia.

As técnicas apresentadas neste livro são apenas alguns dos muitos auxílios que podem ser adotados no Yoga Integral. Em todo o caso, respeite a sua individualidade e escolha as técnicas que melhor se afinam com seu Ser pois, de forma nenhuma, podemos limitar os portões para a alma.

Que a Luz que está em Você possa brilhar cada dia mais, e que a Graça possa atuar em seu Ser.

"Quando damos um passo na direção de Deus, Deus já deu vários na nossa direção."
Sri Aurobindo

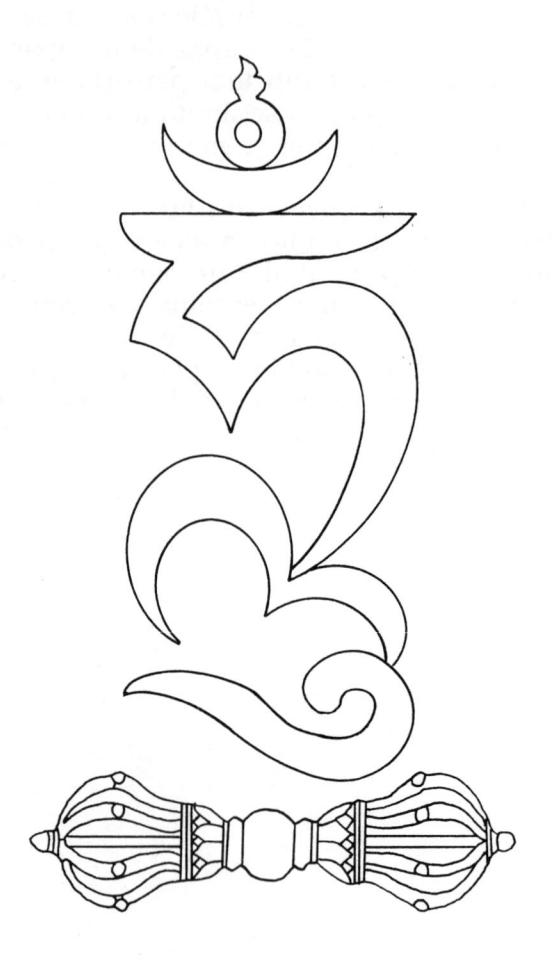

O que vem a ser Yoga

Há muita controvérsia a respeito da origem do Yoga. Em termos acadêmicos, diz-se que o primeiro texto que trata do Yoga seria o *Yoga Sutra*, ou *Aforismos de Pátañjali*, que data de aproximadamente 360 a.C. Neste texto *Pátañjali*, o autor, descreve o que ele via na época sobre a prática do Yoga. Mas, apesar deste texto ter sido caracterizado como o primeiro documento escrito do Yoga, o próprio autor afirma que estava apenas codificando-o; ele nada havia inventado. Sua importância está, justamente, nesta sistematização e esclarecimento sobre o que se praticava do Yoga naquela época.

No entanto, há um grupo que se deteve, não no aspecto acadêmico, mas no filosófico-religioso que é tão presente na cultura indiana. Daí foram buscar a origem do Yoga nos Vedas. Os Vedas são os textos mais antigos de que se tem conhecimento. Estudiosos afirmam que datam de cerca de 6.000

a.C. *Veda* significa *conhecimento*. E, dentro da cultura indiana, eles fazem parte do Shruti, isto é, aquilo que foi ouvido, foi transmitido por inspiração Divina. Podemos dizer que corresponde ao Antigo Testamento da Bíblia católica. É possível, então, dizer que a base do Yoga está no Shruti. Tudo o que vem depois disto é como interpretações do Shruti, chamado de *Smriti*. Neste, estão incluídos:

PURUNAS - contos e lendas
AGAMAS - tendências devocionais;
  Shaktismo,
  Vaishnavismo,
  Shaivismo,
  Samkhya,
  Yoga
ITIHASAS - épicos: Ramayana
DARSHANAS - pontos de vista.

Ao estudo dos Vedas, chamamos *Vedismo*. Quando este estudo foi feito pelos brahmanes, chamou-se *Brahmanismo*. Quando foi feito pelo Hindustão, chamou-se *Hinduísmo*. E assim por diante. É principalmente no Kaitri, uma parte dos Vedas Upanishads, que encontramos referências sobre o Yoga, propriamente dito.

Mas há, ainda, um terceiro ponto de vista estudado pelos místicos. Estes dizem que o Yoga surgiu, ou veio, de civilizações anteriores, que uns afirmam ter sido a Atlântida. E há também especulações de uma civilização anterior à Atlântida, a Lemúria. Contam os estudiosos que os sábios destas civilizações estavam num grau bem adiantado de conhecimento, o que lhes permitiu a antecipação da catástrofe que estava por ocorrer. Eles tentaram avisar o povo e como não tivessem obtido resultado, resolveram, com a intenção de preservar todo aquele conhecimento, sair de sua Terra.

Mas eles calcularam que, se espalhando, teriam mais sucesso em seu objetivo, e foram para várias e diferentes partes da Terra: aquele que entendia de Engenharia foi para a América do Sul, onde encontramos as grandes cidades, templos, etc.; o que sabia de Astrologia foi para o Egito (estudos confirmam que as pirâmides são grandes antenas para contato com o Cosmo); o Manu, que sabia de Medicina, foi para a China (é de lá que vêm tantas práticas visando a saúde e longevidade); e, finalmente, o sábio que dominava a ciência do Yoga foi para a Índia (daí a grande força filosófica e religiosa encontrada neste povo).

Estas são teorias para serem estudadas, refletidas. E cada um, com a sua intuição, deve chegar à sua própria conclusão.

"Fomos criados para viver a plenitude de Deus."

O que vem a ser Yoga

A tradução literal da palavra Yoga é união, junção, veículo, método, maneira. Sri Aurobindo define o Yoga da seguinte forma: "É um esforço metódico, rumo à auto-perfeição, através da expressão das potencialidades latentes do ser e de uma união do indivíduo humano com a existência universal e transcendente".

Percebemos, através desta definição, que o objetivo do Yoga é o auto-aperfeiçoamento. Quando ele coloca a palavra rumo, está nos indicando que esta auto-perfeição está em algum lugar que devemos buscar, ir além da nossa superfície, ficando isto bem caracterizado quando ele nos fala de uma união do indivíduo humano com a Existência Universal. Pois, mesmo que o indivíduo humano pertença a esta Existência Universal, como obviamente concluiremos, ele não está consciente disto. Se, com a Criação, a tendência dos sentidos é voltarem-se para fora, o que nos faz perceber limitadamente a superfície, devem existir métodos que invertam a nossa percepção. Estes métodos foram desenvolvidos pelos Yogues.

Aproveitando as nossas potencialidades externas, foram criados caminhos de retorno ou de conexão com a fonte de nossas naturezas manifestas. Através do instrumento emocional, que se direcionou não mais em torno de si mesmo, mas canalizado para o Ser Superior, descobriu-se, assim, pela aspiração da potência de dentro, o Yoga Devocional - *Bhakti Yoga*. Através do instrumento mental, não mais voltado para o conhecimento da natureza, mas numa aspiração constante em busca do Divino, e através de resultados positivos, desenvolveu-se o Yoga do Conhecimento - *Jnana Yoga*. Percebeu-se, também, que quando direcionamos a nossa energia não mais para servir à natureza e sim ao Senhor da natureza, obtém-se o mesmo resultado dos métodos anteriores: um encontro com Deus - Karma Yoga, o Yoga da Ação.

E assim a Terra pôde comprovar a existência do Absoluto, graças aos Mestres, sem os quais não podemos considerar um caminho sério no Yoga, já que deixaram suas técnicas quase científicas, fruto de experiências e repetições, para a realização humana.

Na Índia haviam mais de cento e oito linhas de Yoga, cujos métodos e eficácia foram testados pelos seus seguidores. É óbvio que os métodos só darão resultados se se adaptarem à sua aspiração e à sua natureza.

"Enquanto buscares as diferenças, teu progresso não vale meia rúpia. Mas quando perceberes as semelhanças, terás iniciado a caminhada."

Prontuário de Yoga Antigo (pág. 34)

A vida toda é Yoga

Consciente ou inconscientemente, existe evolução. Essencialmente somos TODOS perfeitos e a natureza busca expressar esta perfeição.

"Quando olhamos por trás das aparências, a vida toda é um vasto Yoga da natureza, tentando realizar sua perfeição numa expressão sempre crescente de suas potencialidades tentando unir-se com sua essencialidade."

Até mesmo fisicamente o homem, assim como toda a natureza, tem evoluído num ritmo muito rápido, que não percebemos, porque olhamos superficialmente para todas as coisas, para a vida. Ainda hoje a Antropologia não conseguiu uma explicação para a diferença que há entre um crânio humano de 3.000 anos em relação ao de um homem moderno. Neste movimento, o homem representa o estágio mais avançado, em termos de potencialidade mental.

Sri Aurobindo diz:

"O animal é um laboratório vivo no qual a natureza elaborou o homem."

E ele completa:

"O homem bem pode ser um laboratório pensante, e vivente, com cuja colaboração consciente a natureza queira elaborar o HOMEM DIVINO."

Sri Aurobindo nos diz que está na hora do homem participar ativa e conscientemente de sua evolução. Até agora o homem esteve à mercê da natureza, este é o momento de colaborar com ela.

Podemos perceber, portanto, que tudo o que acontece, acaba nos auxiliando para a nossa evolução.

"Se a evolução é a manifestação pela natureza daquilo que dormia, ou operava nesta, involuído, ela também é a realização revelada daquilo que secretamente ela é", diz Sri Aurobindo.

O impulso em direção à perfeição já está na natureza; basta que o homem o perceba e aproveite para que todo o seu ser cresça e venha expressar cada vez mais aquilo que ele é essencialmente.

"A vida evolui a partir da vida, pois ela já está involuída lá. A matéria é uma forma de vida que está velada; não pode ser a mente uma forma e um véu de um poder mais alto?", coloca Sri Aurobindo.

Com este questionamento, não se quer estimular o abandono da matéria, da vida, ou da mente. Pelo contrário, estas manifestações, em vista de um poder maior, não atingiram sua plenitude. O homem não deve negar a natureza encarando-a como algo perverso; ele deve perceber que há mais, muito mais além dela.

"Se o homem for mais do que isto, então, é bem possível que a plenitude mental seja apenas uma passagem para o desenvolvimento de suas potencialidades, da mesma forma que a mente tornou maiores as potencialidades da matéria", diz Sri Aurobindo.

Percebemos, aí, que o Yoga deixa de parecer algo místico para revelar-se muito mais como o uso interno de poderes já expressados, organizados em operações cada vez mais avançadas. Como diz Vivekananda: "O Yoga pode ser considerado um meio de condensar a evolução do indivíduo em uma vida, ou em poucos meses de existência corpórea. Enfim, uma forma consciente através da qual o objetivo possa ser mais rapidamente atingido".

Infelizmente, porém, a maioria das pessoas ainda está imersa na ignorância de si mesma, o que torna a evolução da humanidade muito mais lenta e difícil.

"Se o homem apenas vislumbrasse quão intensas são suas potencialidades e quão infinitas são as possibilidades... porém o medo e o ceticismo prendem o homem a pastagens menores", conclui Sri Aurobindo.

"A verdade não deve ser uma palavra, mas uma experiência concreta, real e atingível."

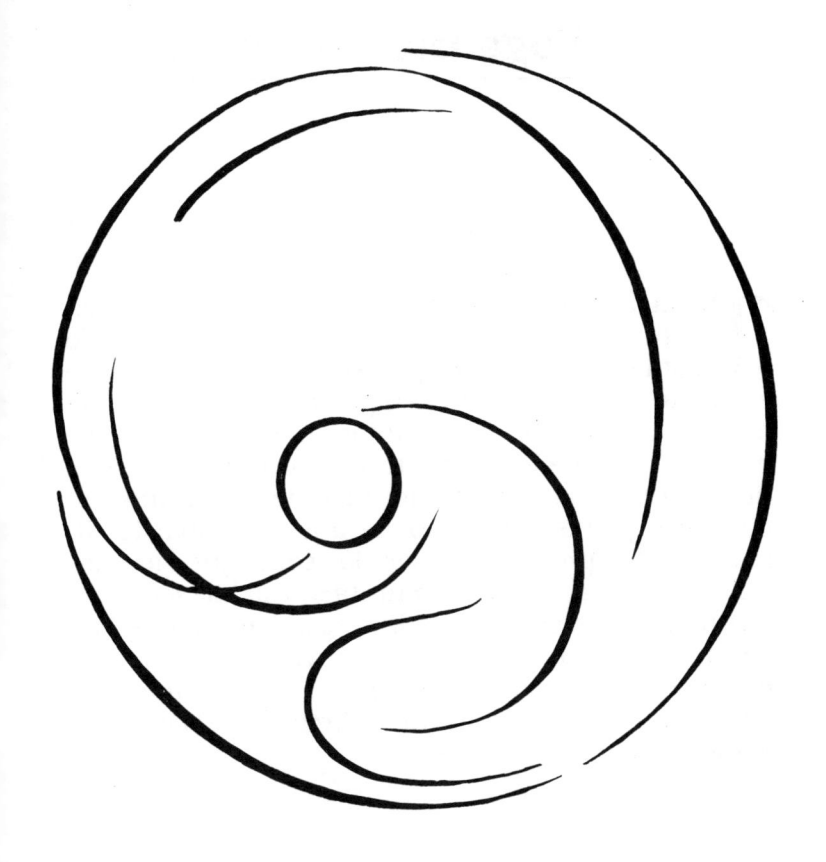

Ele caiu a seus pés, inconsciente, inclinado...

Desenho de Dhanavanti

Yoga Inconsciente

Toda a natureza e tudo o que faz parte dela está praticando o Yoga Inconsciente. Tudo está em constante aprimoramento, sempre em evolução. Vejamos, por exemplo, a diferença que há entre os animais, as plantas e o homem pré-histórico e aqueles encontrados atualmente. Sem dúvida que houve evolução, mas de forma inconsciente e, por isso mesmo, sem a participação direta neste processo, fazendo com que levasse milênios para acontecerem tais modificações. A natureza experimenta cada coisa lentamente, no seu próprio tempo. Mas, sem dúvida, ela está procurando evoluir porque por trás dela está uma presença que a impele para uma direção, o *Divino*, que é a fonte de todas as coisas.

"Não há porque a matéria evoluir a partir dela mesma.
A matéria é uma forma que está velada.
A vida é uma forma de mente que está velada.
A consciência vem de dentro para fora.
Não será a mente um véu de um poder maior?"

Sri Aurobindo

Yoga Consciente

É um estágio evolucionário, onde o homem questiona o animal, ou aspira transcendê-lo, é chegado o momento dele participar conscientemente da evolução da natureza. É o momento em que ele toma o cajado de peregrino e começa a caminhar na direção em que sua intuição o impulsiona.

Sri Aurobindo nos ensina que o Yoga nasce de uma necessidade interior do Ser. Por isto, não pode ser imposto por forças externas, como opiniões, influências, conselhos, etc. Os Mestres afirmam que o Yoga é feito para todos que estão preparados para recebê-lo e, quando o discípulo está preparado, o Mestre aparece. Sri Aurobindo vai além, ele afirma: "Quando o discípulo procura a Deus, é sinal que Deus já o procurava".

"Desperte! pois, naturalmente, o teu despertar ajudará a Terra a sair de seu sono."

Definição do Yoga Integral

Sri Aurobindo não limitou a definição do Yoga Integral, deixando-o em aberto como um grito parado no ar. Disse ele: "Senti a plenitude de Deus e chamei isto de Yoga Integral".

Logo, ele não teve a preocupação de criar uma linha de Yoga. Ele levou sua consciência para tudo, buscando a essência divina presente em todas as coisas.

Algumas definições do Yoga Integral

- Yoga da Realização Divina.
- União do Imanente ao Manifesto.
- Yoga da conscientização e realização total do ser.
- A busca incessante da essência do ser, visando à realização plena do Divino.

- Processo de busca e transformação das potências do homem objetivando a realização plena do ser. Enquanto poder ou possibilidade, é inerente a todo ser humano. Enquanto processo ou movimento, pode desencadear-se ou não.
- Caminho para a divinização do ser. É a busca da realização divina integral a partir de uma transformação integral do ser para que ele seja divinizado. E, a partir da divinização, expandir luz para todo mundo, iluminar toda a obscuridade e vencer toda a ignorância.
- É o Yoga do divino realizado por Ele e para ele através do ser individual consciente na sua integralidade.
- Busca da perfeição do ser para atingir uma consciência maior para se chegar à Luz.
- É o jogo do encontro e da realização da Luz.
- É a forma de viver o divino que está dentro de nós. A partir daí, fazer os nossos atos luminosos, é um meio de aflorar o Divino dentro de nós.
- Transformação Integral do ser para a realização divina na Terra.
- Método consciente, integral e permanente que busca a transformação do manifesto em cada um. Conduz ao imanifesto com o objetivo de permitir que a transformação venha, como Luz superior, para toda a humanidade.
- É o caminho que conduz ao despertar integral do ser individual e sua identificação com a consciência mais alta, realizando transformações na totalidade do ser e da natureza, para permitir a descida da Luz em sua plenitude na manifestação.

"Há apenas um véu de ignorância que nos separa de nós mesmos."

Objetivo do Yoga Integral

No Yoga antigo, ou tradicional, o objetivo é alcançar Deus.
Para o Yoga Integral este é o primeiro passo.
"Se o objetivo da vida é chegar a Deus, por que nós saímos dele?", questionava Sri Aurobindo.
O objetivo do Yoga Integral é a auto-perfeição, não a auto-anulação. Neste objetivo há dois caminhos colocados aos pés do Yogue: afastamento do universo e perfeição do universo. Os dois chegam ao Divino, mas o segundo é o mais difícil. O primeiro é feito por ascetismo, o segundo por austeridade. O primeiro é recebido quando perdemos Deus na existência; o segundo é alcançado quando realizamos Deus na existência.
"Somente aquele que almeja possuir a plenitude de Deus é um Purna Yogue."
Vê-se, portanto, que o objetivo deste Yoga é diferente dos outros. É trazer o poder da consciência Divina para dentro da mente, vida e corpo. Uma existência Divina na matéria.

"Devemos possuir a grandeza de Deus, e, tanto quanto possível, expressá-la."

Mas este Yoga implica, não só a realização de Deus, mas uma mudança completa da vida exterior. Isto significa uma disciplina muito maior. Por isso, não se deve entrar neste caminho, muito mais vasto e mais árduo que os outros caminhos, a menos que se esteja certo do chamado da alma.

O trabalho que você fará não é seu próprio trabalho, mas o trabalho do Divino. Ele é que tem que fazer as coisas. Nosso Yoga não é feito para nós, mas para o Divino. Não é o ego liberto das amarras, mas o Divino. Você não aperfeiçoa a natureza para seu ego, mas para o Divino.

"Não importa que no momento não alcancemos o alvo. Contanto que nos entreguemos à tentativa, vivendo constantemente nele e apenas para ele. Mesmo que você avance duas polegadas na estrada, mesmo isso poderá ajudar a humanidade a sair do crepúsculo em que ela se debate, e levá-la para a alegria luminosa que Deus quis para nós."
(Sri Aurobindo)

Características do Yoga Integral

A primeira característica do Yoga Integral é a *realização divina, integral.* Esta característica é unicamente do Yoga Integral porque, antes de Sri Aurobindo, só se pensava em alcançar o Divino; depois, então, é que ele trouxe esta nova visão do Yoga, uma nova e mais plena forma de realizar o Yoga. Percebe-se, portanto, a necessidade de um movimento duplo: sobe-se a níveis de consciência "superiores" e desce-se trazendo um poder para a mente, a vida e o corpo. Somente quando esta descida começa a ocorrer é que podemos dizer que há Yoga Integral.

Mas deve-se lembrar que a realização tem dois aspectos: um aspecto estático, contemplativo e outro dinâmico, prático. A Mãe diz: "O aspecto estático é uma preparação. O aspecto prático é a transformação da ação".

Enfim, a realização divina, integral, é trazer para o dia-a-dia, para a matéria, mais amor, mais luz, mais consciência.

A segunda característica é o *respeito à individualidade*.

Esta individualidade não deve ser confundida com egoísmo: para o egoísta, o mundo gira em seu redor e, para o indivíduo, é ele que gira em torno do mundo.

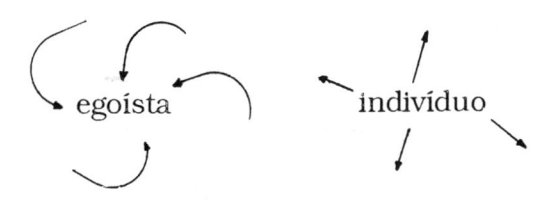

Individualidade é a partícula infinitesimal do Divino que não se repete jamais: não há duas iguais.

> *"Nasceu um milagre do Absoluto,*
> *A Infinidade vestiu uma alma finita,*
> *Todo o oceano viveu dentro de uma gota vagueante,*
> *Um corpo feito-de-termo abrigou o Ilimitável.*
> *Para viver este mistério, inteiramente*
> *cumprindo-o, nossas almas aqui vieram."*
> **Sri Aurobindo**

Mas, infelizmente, o que observamos atualmente é que a individualidade não é a regra, ela é a exceção. Uma mente individual é uma coisa muito rara. Pensa-se o que os outros estão pensando. E todos pensam como todos estão pensando. Se você observar bem, quantos pensamentos são realmente seus? Geralmente é apenas uma corrente de vibrações de pensamento que passa por todos. Algumas pessoas, num determinado nível de consciência, não seriam capazes de se diferenciar do vizinho, a não ser pelo nome, ou, num nível seguinte, por aquilo que faz. Se todos tivessem o mesmo nome seria muito difícil diferenciar um do outro. É somente gradativamente, através dos movimentos da vida, que você começa a ter sensações e pensamentos unicamente seus.

Para o Yoga Integral, o respeito à individualidade é o respeito às tendências de cada alma. Portanto, não devem haver métodos e técnicas a serem cumpridos rigorosamente, porque estas "funcionam somente quando a individualidade se harmoniza com elas".

"Então, quando falamos de um indivíduo, estamos nos referindo, comumente, a uma individualização do ser mental, vital e físico, separada de todos os outros seres e incapaz de unidade com eles, exatamente por sua individualidade. Se vamos além destes três termos de mente, vida e corpo, falando da alma ou eu individual, ainda pensamos num ser individualizado separado de todos os outros, incapaz de unidade e de mutualidade inclusiva, capaz no máximo de um contato espiritual e simpatia-de-alma. É, por isso, necessário insistir que com o 'verdadeiro indivíduo' nós não queremos dizer nada parecido, e sim um poder consciente de ser do Eterno, sempre existindo através da unidade, sempre capaz de mutualidade. É este ser que, através de autoconhecimento, goza de liberação e imortalidade", diz Sri Aurobindo.

A terceira característica trata do *Yoga Coletivo*, e é um dos pontos principais para a realização de um trabalho verdadeiro em busca da realização divina. O objetivo procurado pelo Yoga Integral não é uma aquisição individual, mas algo a ser adquirido para a Consciência Terra. Sem dúvida, este processo é mais difícil: o trabalho se torna mais complicado, mais complexo, requerendo uma força maior, uma extensão maior e uma paciência maior, uma tolerância maior e uma persistência maior; isto porque você vai ampliar a si mesmo em direção aos outros, ao grupo. Se todos assim o fizerem, estaremos no caminho ideal, isto é, formaremos um único corpo, uma personalidade, trabalhando ao mesmo tempo para si e para os outros, sem distinção.

"Aceitando a vida, ele tem que suportar não somente seu próprio fardo, mas com este também uma grande parte do fardo do mundo, como uma continuação de sua própria carga já suficientemente pesada. Portanto, seu Yoga tem muito mais da natureza de uma batalha do que o de outros; mas esta não é somente uma batalha individual, é uma guerra coletiva empreendida contra um país considerável. Ele não somente tem que conquistar em si as forças da falsidade e desordem egoísticas, mas também tem que conquistá-las como representativas das mesmas forças adversas e inexauríveis no mundo. Seu caráter representativo lhe dá uma capacidade e resistência muito mais obstinada, um direito de recorrência quase infindável. Freqüentemente ele acha que, mesmo depois de ter tenazmente vencido sua própria batalha pessoal, ainda tem que vencê-la repetidamente numa guerra aparente interminável, porque sua existência interior já foi tão ampliada que não somente contém seu próprio ser, com suas bem definidas necessidades e experiências, como também está em solidariedade com o ser de outros, porque ele contém em si o Universo", diz Sri Aurobindo.

Antes de qualquer trabalho, é necessário um conhecimento mínimo, uma base que, solidamente, sustentará todo o resto.

A quarta característica, *Consciência do Ser Integral*, nos possibilita chegar a esta base. É preciso uma consciência integral para uma realização Divina. É preciso dissecar o ser para saber as forças que você pode manipular em seu favor.

Devemos ter consciência do nosso corpo físico, de nossas emoções, de nossos pensamentos para podermos, até mesmo, conhecer nossos movimentos mais profundos e verdadeiros. Sem um profundo e verdadeiro trabalho de autoconhecimento não teremos condições de alcançar a perfeição máxima da expressão do Divino através de nós mesmos.

"Nós não somos apenas aquilo que sabemos que não sabemos; nossa momentânea personalidade é somente uma bolha sobre o oceano de nossa existência."
Sri Aurobindo

Finalizando, temos a *Metodologia Integral*. Esta metodologia não é algo rígido, e deverá ser adaptada à sua individualidade para a realização do caminho. Ela consiste na instrumentalização do indivíduo que busca a realização Divina; isto é, dá conhecimentos (teóricos e práticos) para que cada um, adaptando-os às suas tendências, construa sua Sadhana, seu caminho. Podemos observar, então, que todas as características anteriores estão englobadas nesta, porque todas levarão você, dentro de uma infinitude de possibilidades, a construir um método próprio, essencialmente prático, rumo ao autoconhecimento, ao auto-aperfeiçoamento e à realização Divina.

"Morre-se pelo ego, sofre-se pelo ego, luta-se pelo ego, e depois reclamamos da falta de felicidade."

A ignorância

Ela é a origem do sofrimento. (Mensagem dos Sábios). O divino não pode ser em sua Integralidade a fonte da Ignorância, pois em sua integralidade ele é Oniconsciente.

"Deus deve seguramente conhecer-se, conhecendo até mesmo a causa da ignorância: quando a natureza se separa de sua base espiritual, começa a existir a ignorância." (Sri Aurobindo)

Então percebemos que a ignorância não está em Deus, mas na natureza dele; ao conectar com ELE, sua Luz diminuiria muito a inconsciência. A ignorância superficial é um fenômeno incompleto da natureza, na medida em que pode ser transposta. (A ignorância também não está no espírito, nem em Deus, mas na natureza, e mesmo nela, um dia, poderemos encontrar conhecimento.)

A ignorância seria o não-conhecimento, o esquecimento. Quando, no jogo da manifestação, sua consciência é lançada para fora, para o mundo, é nesse momento que nos desconectamos de nossa essência. (Porque não viver num mundo conectado?) Esta concentração de energia, que chamamos IGNORÂNCIA, consiste num ciclo de auto-esquecimento para auto-descobrimento, auto-involução e auto-evolução, para cujo deleite o espírito, secretamente, assume a ignorância da natureza e a responsabilidade de evoluir (Sri Aurobindo).

Ela existe, pois sem ela a nossa manifestação individualizada não existiria, ou a individualidade de DEUS não existiria.

No traço nº 1 está caracterizada a evolução da natureza.

O traço nº 2 expressa a evolução da alma que, livre da ignorância, cresce com tudo aquilo que a natureza lhe oferecer como experiência — bem ou mal, alegria ou tristeza. É a natureza, que desconectada, está repleta de dualidades.

"A razão da ignorância se aclara, uma vez que, sem esse jogo da natureza, a manifestação do mundo seria impossível, a individualidade de Deus não existiria."

"Sem ele eu não existo.
Sem mim, ele não se manifesta."

A Mãe

O divino

Várias pessoas não aceitam a idéia de um DIVINO, porque esta vem acompanhada de uma série de conceitos que só complicam suas vidas; um só nome, uma só forma específica, um local determinado que se torna algo obrigatório e limitado. Podemos chamar o Divino de:

VERDADE	VERDADEIRO	EU REAL
INFINITO	ALÁ	ONIPOTENTE
ALTÍSSIMO	TRANSCENDENTAL	ZEUS
IMANENTE	LUZ	ETERNO
MÃE	DELEITE	TODO
ZEN	ONIPRESENTE	PAI
SUPREMO	BRAHMA	UM
ILIMITADO	TAO	OM
TODO-PODEROSO	ABSOLUTO	...
BEATÍFIMO	CRIADOR	tudo Ele é.

O importante é o coração de quem chama.

E caso você não queira dar-lhe um nome e precisa de verdade, Luz, Eternidade, Infinitude, Perfeição e Amor... isto é Deus!
Então, o que é Absoluto?
"Absoluto é algo maior do que nós, maior do que o cosmos em que vivemos, a realidade suprema daquele ser transcendente que chamamos de Deus, algo sem o qual tudo o que vemos ou de que temos consciência que existe poderia não ter sido, não poderia nem por um momento permanecer existindo."
O pensamento indiano chama isto de Brahman. O pensamento europeu, de Absoluto, porque é existente em si. É isento de toda escravidão e relatividades. Pois todos os relativos só podem existir através de algo que seja a verdade de todos eles, e a fonte e o continente de seus poderes e propriedades e que, no entanto, exceda a todos eles.
"Vemos, pela razão, que um tal absoluto deve existir; tomamos conhecimento de sua existência através da experiência espiritual; mas mesmo quando temos maior percepção Dele não podemos descrevê-lo, porque nossa linguagem e pensamento podem lidar somente com o relativo. O absoluto é para mim o INEFÁVEL", diz Sri Aurobindo.
Por isso, cuidado com os que dizem que os evangelhos são uma invenção, que as coisas acontecem por acaso, que tudo é ilusão, e que, no final das contas, tudo morrerá, terminará; porque não há nada finito: somente o infinito pode criar limites para si. O finito não pode ter um fim, porque o próprio ato de conceber um fim é uma prova de sua infinitude.
E o acaso também não existe nesse universo – a idéia de ilusão é, ela própria, uma ilusão – porque nunca houve até agora na mente humana uma ilusão que não tivesse dissimulado uma verdade. E se dizem que os evangelhos são uma invenção, então, demos graças a essas falsificações e a esses inventores.

> *"O Absoluto, o Perfeito, o Só*
> *evocou sua força muda do silêncio,*
> *onde ela repousa na quietude sem forma e sem feições,*
> *resguardando do tempo, por seu sono imóvel,*
> *a potência de sua solidão."*
>
> *"O Absoluto, o Perfeito, o Só,*
> *entrou com seu silêncio no espaço;*
> *Ele modelou estas incontáveis pessoas de um único Si;*
> *Ele viveu sozinho em seu vasto, vive em todos;*
> *o espaço é ele mesmo e o tempo é só ele."*
>
> *"O Absoluto, o Perfeito, o Imune,*
> *aquele que está em nós como nosso si secreto,*
> *assumiu nossa máscara de imperfeição;*
> *Ele tomou dele esta morada de carne,*
> *Sua imagem se moldou na medida humana*
> *para que, à sua medida Divina, pudéssemos SUBIR..."*

(Trechos do poema SAVITRI)

Compreendemos, a partir destes trechos de SAVITRI, de Sri Aurobindo, que o Divino está por trás de nós, permeando, manifestando, suportando o mundo com sua unicidade. Se no alto Ele está para sempre em sua luz, beatitude e paz, aqui Ele também está, em luz, beatitude e paz, secretamente suportando tudo.

Há dentro de nós um espírito, uma presença central, maior que as personalidades de superfície, e que, como o próprio Divino, não sucumbe ao destino a que elas se submetem. Se nós conhecêssemos esse Divino em nós, este seria nosso portão de salvação, porque esta é a antiqüíssima experiência espiritual; Ele desce para a Terra pela alegria do perigo, pela dificuldade e aventura de tentar o que chamaríamos de impossível.

"Podemos afirmar que, essencialmente, nós somos Ele — SAT-CHIT- ANANDA (Ser-Consciência-Felicidade); e a única base estável para a evolução da natureza é descobrir este Sat-Chit-Ananda eterno, é viver nele.

É interessante notar que há pessoas que vêem o Divino apenas no individual, isto é, como "Mestre Interior", o "Eu Interior". Há outras que, ao contrário, vêem-no além de todas as coisas, e de nenhuma outra forma mais. E há, ainda, aqueles que o percebem por trás de todas as coisas. Analisando profundamente estas pessoas, percebemos que possuem uma percepção... percepção correta, mas limitada, já que captaram cada aspecto do Divino separadamente. O Divino tem um aspecto tríplice— O INDIVIDUAL, O TRANSCENDENTAL E O UNIVERSAL—mas estes se completam e interagem formando um todo inseparável.

"Se o Divino fosse apenas uma abstração pessoal, cessação seria o término certo da matéria; mas amor, alegria, consciência de si, também devem ser tomadas como coisas reais e acessíveis ao humano. Também o Universo não é uma mera fórmula matemática para elaborar uma série de formulações mentais, como também não são operações da Física. Alguns dizem que essas coisas são imagens, mas tudo é imagem. Tudo que seus sentimentos vêem são imagens. As abstrações dão a abstração pura da realidade de Deus."

Então, quem é o Divino?

"Ele é o deleitamento de uma divindade amante de si mesma."
"É a infindável manifestação de um poeta intoxicado por sua própria obra."
"É uma eterna criança jogando um eterno jogo num eterno jardim."

(Pensamentos de Sri Aurobindo)

A consciência cósmica

Na Mente, temos que ter um instrumento receptivo e silencioso às Verdades mais altas. Isto não só dará descanso à mente, mas também nos abrirá às regiões mais sutis do Ser. É claro que um constante pensar bloqueia demais o ser mental; mas esta receptividade, este manter-se aberto, não é algo preguiçoso, e sim uma atitude de quem quer perceber além. Temos que ter um instrumento mental rico. E uma mente rica é uma mente ampla, complexa, rica em informações para que possamos nos expressar com maiores alternativas e convicções.

Sri Aurobindo, com sua extensa cultura, foi um ótimo instrumento mental da Consciência Cósmica, e assim ele pôde falar de forma simples e complexa, usando vários termos, em vários idiomas.

Além de uma mente receptiva e silenciosa, não podemos esquecer de alcançar um poder de concentração cada vez maior. A concentração complementa o ponto anterior, pois a dispersão não pode ser admitida na *sádhana*, sendo a causa de um desgaste profundo no indivíduo. Uma pessoa concentrada, é uma pessoa poderosa, e tudo que foi descoberto até hoje, deve-se ao poder de concentração. Uma pessoa dispersa, não conseguirá absorver a mensagem deste livro, nem de coisa alguma na qual se proponha a um maior aprofundamento. O segredo da concentração é o interesse sincero. Se você executa suas ações porque se sente atraído por elas, o que você faz se torna mais agradável. Tente harmonizar as suas ações com o seu ser e com a sua aspiração, pois isto facilitará bastante a sua concentração.

Um outro segredo é você reunir todas as partes do seu ser, em direção àquilo que está realizando naquele momento, pois, se sua mente está centrada num ponto, a parte emocional em outro, e o físico em outro, fica difícil ou quase impossível a sua concentração. Reúna o seu ser no ponto de sua aspiração, ou na sua aspiração, ou na sua necessidade interior, no seu centro, e não o deixe se dispersar.

"É através desta concentração que chegamos a um outro ponto importante que é o controle dos pensamentos. No Yoga Integral, este controle deve ser feito através da eliminação de qualquer pensamento inútil para o momento, pois os pensamentos são estimulados por todas as partes do seu ser. Devemos, portanto, estar sempre atentos à qualidade daquilo que pensamos, para podermos rejeitar o obscuro e aceitar tudo que for útil, luminoso e puder, portanto, acrescentar e ampliar algo a seu ser. E o seu centro deveria ser aquele capaz de dar o correto julgamento do que deve ou não ser admitido pelo seu ser mental.

O trabalho da mente nunca será, portanto, um simples entupimento de informações, que é o método mais usado pelos "Messias" da educação mental, e que mais parece uma lavagem cerebral, inteiramente justificada...

No campo vital, temos como instrumentos de trabalho, as sensações e a energia, que fazem parte de nossa vida. Mas, para recebermos a Consciência Suprema, não podemos ter uma energia grosseira, agitada, ou fraca. Temos que possuir um campo energético poderoso, para podermos ter força para servir, agir e expressar uma verdade mais alta, para podermos ser, enfim, fiéis trabalhadores do Divino. Um ser débil, está sempre à mercê de qualquer força, e não tem condições de servir ao trabalho da Luz Suprema.

Jamais devemos nos desencorajar, ou nos desenergizar, captando energia das fontes já citadas, quando falamos ao ser vital. Ao mesmo tempo, temos que ter controle de nossas energias, se não quisermos ser joguetes em suas mãos. Observe como um animal selvagem possui uma energia poderosa, corajosa e calma.

É importante lembrar que a obscuridade no ser mental, também pode causar bloqueios na energia vital. Portanto, atenção com a ditadura mental sobre a energia de vida.

Um outro ponto importantíssimo da educação vital é o refinamento. O vital deixado por si só, é grosseiro e baixo, devido às influências do subconsciente vital (ações e reações registradas). Devemos ensiná-lo o que é belo e harmonioso, simples e saudável, ensinando o gosto pelas artes, pelo gracioso, pelo luminoso. Isto será feito através da educação dos sentidos, durante a audição de boas músicas, da observação de belas paisagens, da apuração e refinamento do ser vital, ensinando-o a apreciar o que é mais refinado e sutil. Não devemos jamais reprimi-lo, e sim educá-lo para a apreciação daquilo que percebemos mais luminoso.

As sensações são ótimos instrumentos de aprendizagem, mas temos que selecionar aquilo que experimentamos, pois o que nos leva para baixo, ou que não nos auxilia no processo evolutivo, deve ser eliminado. Repetir prazeres só porque sua fórmula proporcionou boas sensações, nos mantém atados à ignorância animal, e acaba por manter o homem adormecido, embrutecido e medíocre.

Que as sensações sejam instrumento de seu crescimento, e não de sua queda. A alegria e êxtase fazem parte da vida Divina.

Mas não esqueça que o vital é como uma criança rebelde, e que temos que ter muita perseverança para mudá-lo!

Já o corpo físico tem de ser capaz de suportar a descida da luz e responder à Consciência Cósmica. Para isso, temos que possuir um corpo forte e flexível, preparado para qualquer aventura.

Sri Aurobindo nos ensina que um corpo débil se torna muito mais aberto às fraquezas do Subconsciente, e, mesmo como instrumentos, estaríamos limitados. Um corpo ágil será sempre um instrumento mais completo, mais apto e receptivo para que a alma possa se expressar. É claro que saúde e força são as palavras-chave para o nosso viver natural. A falta de plasticidade e resposta na matéria, deveria ser preenchida pelos poderes espirituais.

Não importa quais os meios que serão utilizados: ásanas, ginástica, Tai-Chi, natação. Mas estes métodos, como quaisquer outros métodos para o aperfeiçoamento físico, deverão sempre ser abrangentes e metódicos, e pode-se mesmo fazer uma combinação de técnicas. O segredo do trabalho físico é o hábito, pois o corpo está muito conectado com o subconsciente, e age sempre na forma de hábitos. Temos, portanto, que criar bons hábitos, substituindo os hábitos nocivos à nossa saúde e longevidade. A educação física deve desenvolver e capacitar todas as partes do nosso corpo para qualquer ação exigida, corrigir qualquer deformidade, já que

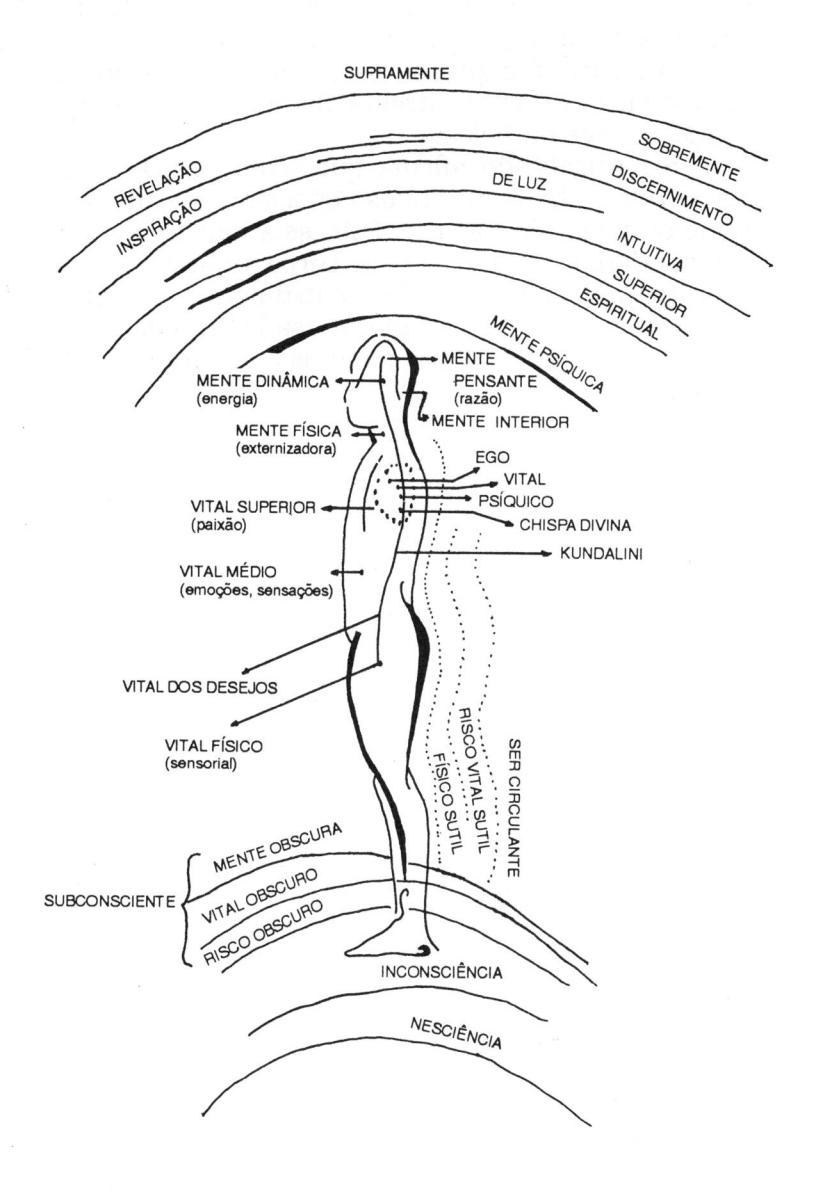

SUPRAMENTE

SOBREMENTE
REVELAÇÃO
DE LUZ
DISCERNIMENTO
INSPIRAÇÃO
INTUITIVA
SUPERIOR
ESPIRITUAL
MENTE PSÍQUICA

MENTE DINÂMICA (energia)
MENTE PENSANTE (razão)
MENTE INTERIOR
MENTE FÍSICA (externizadora)
EGO
VITAL
PSÍQUICO
VITAL SUPERIOR (paixão)
CHISPA DIVINA
KUNDALINI
VITAL MÉDIO (emoções, sensações)

VITAL DOS DESEJOS

VITAL FÍSICO (sensorial)

RISCO VITAL SUTIL
FÍSICO SUTIL
SER CIRCULANTE

MENTE OBSCURA
SUBCONSCIENTE — VITAL OBSCURO
RISCO OBSCURO

INCONSCIÊNCIA

NESCIÊNCIA

é importante também torná-lo belo. Pois neste trabalho está a disciplina da beleza.

O Divino é expresso na mente através do conhecimento; do vital, através de poder; e no corpo físico, através da beleza.

Sri Aurobindo afirma que temos de fazer do corpo um instrumento mais consciente e símbolo e signo do poder do Espírito. Pois, se a matéria é energia condensada, não será o corpo uma forma do espírito materializado? Um instrumento dos mais obedientes e que tem sido acusado injustamente pelas brutalidades vitais, mentais e subconscientes do homem.

"Teus esforços são indispensáveis, mas o apoio de Deus é imprescindível."

Estruturas da Sádhana

No Yoga consciente é necessário haver estruturas, bases, auxílios. A primeira delas é a Fé.

Para a purificação dos instrumentos, para a transformação supramental, para a descida do Divino, para aflorar à alma, a Fé é indispensável. Sem Fé você não irá muito longe no caminho do Yoga. E aquele que tem fé, mesmo que caia, levantar-se-á. Mesmo que tenha uma natureza difícil, cheia de obstáculos, com fé, estará destinado à realização espiritual. Tendo fé, as dúvidas ficarão mais fracas e as sujeiras do subconsciente desaparecerão. Um homem de fé alcança qualquer lugar, inclusive o altar espiritual; e este só pode ser alcançado por seres fortes.

Existem níveis de fé. Se uma pessoa tem pouca fé, não quer dizer que não terá mais fé no futuro: a fé é algo crescente.

E, até para atingir as metas da natureza, temos que ter fé nela. É melhor ter uma fé cega na natureza do que não ter fé; porque o homem cercado de dúvidas é fraco, débil e não chega a lugar algum.

Conversando com discípulos, a Mãe diz que a parte do ser que tem fé é a alma. Apesar dela brotar do psíquico, devemos ter uma fé integral. Uma fé psíquica, em que o indivíduo seja capaz de morrer pelo Divino. E uma fé mental, quando não há dúvidas. Quando toda natureza perde a fé, resta a fé da alma: a verdadeira fé. Se todas as partes do ser podem nos levar ao Divino, devemos ter fé em todas elas.

Não chame de fé a desculpa tamásica de certos momentos: é acomodação. Se hoje você não tem fé, peça a Deus para tê-la.

Nossa fé não anda sobre as muletas da prova, ela é infinita. Não apenas espera uma experiência, mas a conduz. Você deve ter fé em que sempre haverá uma guiança divina. Não ouça as vozes que pregam as dificuldades. Às vezes, o Divino ainda não se manifestou; mas na prática da fé você deve se esforçar até conseguir. Nunca se concentre em suas dificuldades, pois enfraquece a fé. Concentre-se no que você quer ser. Fé e confiança fazem com que o progresso seja muito mais rápido. Acredite em qualquer coisa — Shakti, Deus, Divino — é esta sabedoria que faz a transformação.

O maior inimigo da fé é a dúvida: fruto da nossa era intelectual. Para dizer a verdade, a partir do momento em que o homem vai para o plano mental, ele entra na dúvida, porque lá há muitos pensamentos e questionamentos. E ela vai voltar a você até que esteja iluminado.

Nossa fé é alicerçada na existência do Divino. Tenha fé no Divino. Tenha fé na Mãe Divina; na sua alma; no Purusha, nas Gunas; pois estas são as bases de nossa fé.

A fé, esta luz oculta, esse poder do espírito, chegará abrangendo e invadindo os corpos do ser. Ela é a ajuda que o Divino nos dá em retribuição à aspiração da alma. E quem deve guardá-la é seu Eu interior e não a Prakriti com suas brincadeiras de dúvida, ceticismo e imposição; caso contrário, sua fé será muito frágil e sem alicerce.

Experimente em sua alma a verdade das escrituras. Depois, se quiser, raciocine, formule suas experiências intelectualmente; e mesmo, então, duvide de sua formulação, mas não duvide nunca da experiência.

Tenha fé no Divino, na Graça Divina, na verdade dessa sádhana, no triunfo final do Espírito sobre suas dificuldades mentais, vitais e físicas, no caminho e no Guru. Assim seja!

"Fé é o testemunho da alma sobre algo ainda não realizado."

Sri Aurobindo

Aspiração

"A única coisa que devemos manter intacta em nossa caminhada é nossa fé e aspiração."
A Mãe

A aspiração é o fogo da alma que sobe para alcançar a Suprema Existência. A chama que consome o aspirante pode ser percebida e reconhecida, tanto por aqueles que a compartilham, quanto por aquelas pessoas que ainda não despertaram para o Amor ao Supremo. A aspiração é a voz da alma, chamando por sua luz essencial, buscando a reunião com a Consciência Original. Uma chama ardente de aspiração atravessa o invólucro material e atravessa o ser, contagiando a todos aqueles que estão à sua volta. Como os Santos e Mestres que passaram pela Terra, despertando tantas almas, não só durante sua permanência física na Terra, mas também depois de séculos e séculos de seu próprio tempo.

A definição de aspiração, no dicionário, consta como sendo "atrair ardentemente". Quando aspiramos alguma coisa, estamos atraindo o objeto de nossa atração, e é por isso que Sri Aurobindo diz que só uma aspiração firmemente estabelecida embaixo, e a Graça respondendo do Alto, podem transformar o ser.

Um outro aspecto importante na aspiração é que esta seja constante, pois de nada adiantará se hoje você aspira à luz, mas amanhã você se acomoda com as trevas. A constância é a perseverante aspiração que atinge as Alturas Supremas. A aspiração é o fogo psíquico e a fé é a luz da alma.

Nós ascendemos à aspiração pela vontade de progredir ou pelo impulso rumo à luz e à perfeição. A nossa aspiração tem o poder de vencer todos os obstáculos, e não há desculpas para não seguirmos no caminho: os obstáculos, tenho certeza, são incentivos para a alma.

Tal como a fé, a aspiração é progressiva e, embora venha da alma, deve contagiar todo o ser, para atingir a sua força máxima. A Mãe afirma que o Divino responde à toda aspiração sincera. Pode o leitor ter qualquer idade, pois nunca é tarde para se abrir à luz. Sri Aurobindo afirma que você não sabe se vai atingir a meta do Yoga, mas você sabe se tem, ou não, uma aspiração por Deus sincera, intensa e permanente.

> *"Que a tua chama possa atingir as Alturas;*
> *que dissolva as nuvens da ignorância;*
> *e que ilumine todo o teu ser."*

Quantas vezes, quando crianças, temos sonhos de um mundo melhor; e quantas vezes, quando adultos, queremos ou sentimos falta de algo mais profundo, mais verdadeiro presente em nosso ser, em nossas relações, em nosso trabalho? Entretanto, o chamado da vida comum nos toma em turbilhão e nos leva sempre, como que por obrigação, novamente de volta ao colo da ignorância e da superficialidade: como que jogando areia nesta chama pura e mágica, cujo valor sentimos brotar do mais profundo de nosso ser, tornamo-nos acomodadamente medíocres, e apagamos nossas aspirações.

Você deve incentivar permanentemente sua chama interior, do mesmo modo que deve valorizá-la naqueles com os quais você convive. Procurando reconhecer sempre o que é luminoso e divino em si mesmo e nas outras pessoas, você torna o mundo cada vez mais claro, e apto a receber a Consciência Suprema. Lembre-se de que, infelizmente, temos mais forças dispostas a atrapalhar do que a auxiliar no trabalho da Luz.

"Que a tua aspiração
te eleve acima dos véus da ilusão,
e faça de ti, cada vez mais,
um receptáculo de Luzzzzzzzzzz!!!"

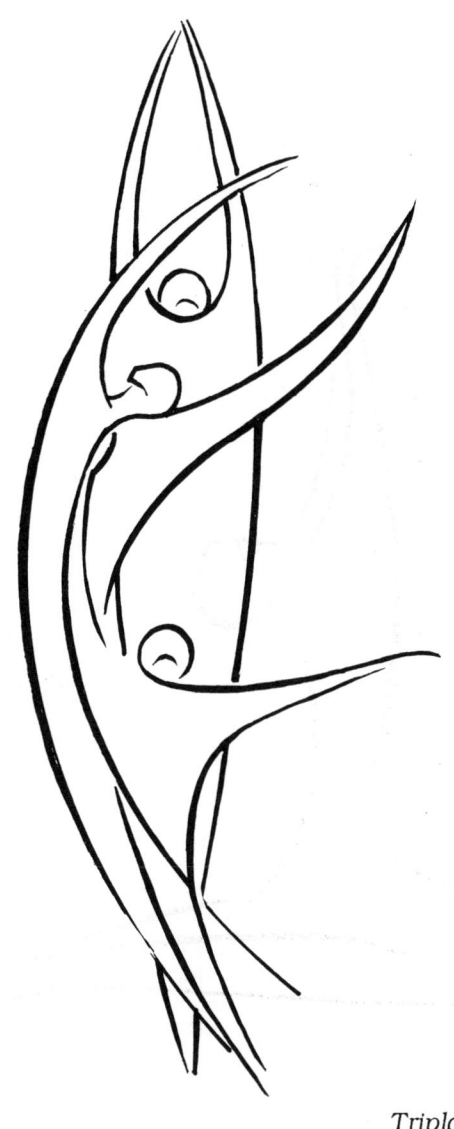

Tripla Aspiração

Desenho de Dhanavanti

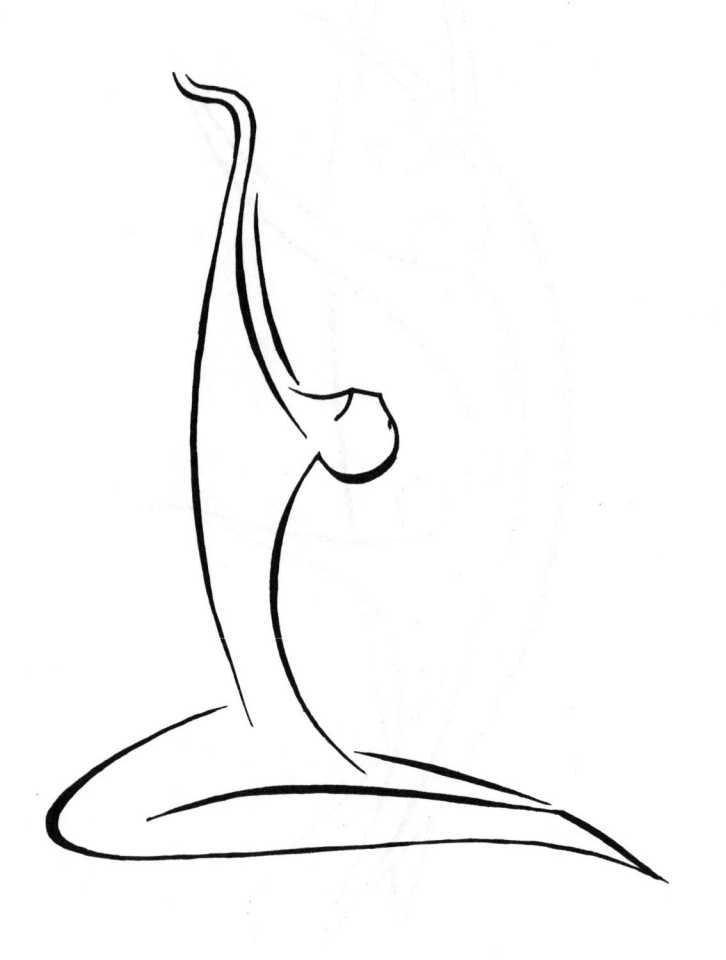

Entrega

Desenho de Dhanavanti

Entrega

Entregar-se é um ato de amor. Na entrega não há mais a sensação de esforço, que é movimento da natureza. Como a mãe, que não sente o esforço de dar de mamar a seu filho, entregar-se é colocar-se nas mãos de Deus e render-se a Ele em cada instante, abrindo-se constante e integralmente ao Divino.

Esta entrega tem de ser passiva e ativa ao mesmo tempo. Passiva no ato de receber a Consciência e a guiança Divinas, e ativa no ato de ser responsivo aos impulsos desta Consciência maior. Entregando-se passivamente, você não se tornará instrumento daquilo que recebeu, e fará da passividade uma desculpa para a inércia e a acomodação. Pois o Divino é algo vivo, eterno e criativo. Já uma entrega apenas ativa, nos levaria a uma ação inconsciente e poderíamos servir até à ignorância do próximo e da própria Terra.

Para entregarmos nosso ser ao Divino, deveríamos unificá-lo à nossa vontade central (o ser Psíquico), pois só a nossa alma sabe como se entregar, e faz isso com a maior facilidade. Logo, toda a natureza deveria agir de acordo com o direcionamento do ser central. É devido a isso que a luta vem antes da entrega, pois a luta é própria da natureza, enquanto que a entrega é estimulada e direcionada pela nossa alma.

Viva no seu centro, aja por ele e entregue-se ao Divino. A entrega deve ser Integral. Não adianta se uma parte de seu ser se entrega, enquanto a outra luta, pois esta outra que resiste (pois resistência é privilégio da ignorância e o contrário da entrega), botará tudo a perder. Portanto, a entrega tem que ser total, se quisermos a totalidade de Deus.

Tratemos de observar agora a diferença entre entrega e sacrifício.

Sacrifício é aquilo que damos com sofrimento. No nosso Yoga não há sacrifícios, já que no ato de consagração e entrega total só há a sensação de amor e prazer no ato de dar. A entrega não diminui o ser, pois se nos entregamos a Deus, a nossa consciência não desaparece: ela se amplia e se torna Cósmica. Tornamo-nos então e finalmente, universais.

"*A Seu serviço nada poderia ser um sacrifício.*"

A Mãe

O que é Yoga

Podemos definir o Yoga como uma filosofia de vida que visa à integração do indivíduo. Nos dias de hoje, é muito comum as pessoas reclamarem de solidão, algumas chegando ao extremo de partirem para o suicídio. Entenderemos, então, a importância do Yoga, como uma filosofia de vida que visa a esta integração do indivíduo.

Uma definição de que pessoalmente gosto é a que diz: "Yoga é consciência de si mesmo". Para se ter uma idéia do quanto somos inconscientes, notemos que, neste exato momento, o coração está batendo, o aparelho digestivo trabalhando e, tanto a batida do coração quanto o funcionamento do aparelho digestivo, são totalmente controlados por uma parte do nosso ser da qual não temos consciência.

Cabe asseverar que certos Yogues demonstraram a uma junta médica que podiam parar o batimento cardíaco. Este é um exemplo do resultado prático do Yoga, e outros nos chegam através de seus sábios praticantes. Provavelmente por causa desta inconsciência, presente na maioria das pessoas, é que um grande mestre falou: "Perdoai, Senhor, eles não sabem o que fazem".

Os exercícios corporais do Yoga não são ginástica

Apesar de trabalharmos com o corpo, o Yoga não pode ser considerado ginástica de maneira alguma, pois o que caracteriza a ginástica é a repetição exaustiva, tendo por objetivo fazer trabalharem músculos e articulações, ocorrendo, por conseqüência, transpirações, acelerações respiratórias e batimentos cardíacos descontrolados, o que não ocorre no Yoga. É importante lembrar que os trabalhos feitos na ginástica normalmente são acompanhados por aparelhos, o que também não ocorre no Yoga. Por todos esses motivos, ficam impossibilitados da prática de quase todos os tipos de ginástica pessoas cardíacas, hipertensas, enfermas e convalescentes. Isso também não ocorre no Yoga.

O que caracteriza o Yoga é a tranqüilidade na prática corporal, em que 80% do trabalho é mental, dispensando o aquecimento inicial; os movimentos do corpo são lentos e harmoniosos, a transpiração é mínima, o coração não deve perder seu ritmo. Portanto, todas essas características demonstram que o Yoga não pode ser comparado com a ginástica, pois ele possibilita que as pessoas cardíacas, enfermas e hipertensas pratiquem-no com resultados, inclusive, positivos para esses problemas.

A prática com o corpo é apenas uma das fases da aula de Yoga pois, além de posições físicas, existem exercícios respiratórios, relaxamento, meditação, etc. Ficamos entristecidos quando um aluno visa apenas a perder a barriga, da mesma forma que o professor de balé ficaria se um aluno o procurasse com esta mesma finalidade.

Conheço o caso de uma senhora que paga milhões em uma clínica para perder peso e, depois de algum tempo, os quilos que ela perdeu retornam. Ocorre que o problema dela é viver num lar onde não recebe carinho, o que ela procura compensar ingerindo guloseimas. E várias vezes ouço moças reclamarem que estão com um namorado muito bonito, mas que é oco por dentro. Isto se dá porque não somos apenas corpo. Exemplo maior desta afirmação é o Mahatma Gandhi.

Yoga e religião

No Ocidente, o Yoga é constantemente confundido com uma espécie de religião. Tal idéia é difundida particularmente pelas variantes mais populares do Yoga que estão ligadas de perto às tradições religiosas indianas, tais como os Vishnuístas e os Shivaístas. Atualmente, a primeira desta duas tradições está propagada no hemisfério ocidental pelo movimento Krishna Consciousness.

O Yoga não pode ser considerado uma religião, pois se baseia na experiência pessoal e não na passividade emocional, e mais, porque não tem dogmas nem credos. É muito comum vermos pessoas de todas as religiões praticando Yoga. A proposta do Yoga é aumentar a fé em si mesmo, pois só os que confiam em si podem confiar no próximo ou, até mesmo, em Deus.

Yoga e faquirismo

Muitas vezes perguntam-me se durmo em cama de pregos, e apenas sorrio para o perguntador, pois é ele mais um que desconhece o que é o Yoga, pois o que caracteriza o faquir é a demonstração de seus poderes, poderes estes alcançados através de sacrifícios e que visam a sua subsistência através das exibições. Os Yogues ultrapassam esses poderes e buscam apenas o autoconhecimento sem nenhum fim lucrativo ou para tirar vantagens. Portanto, de maneira alguma podemos comparar um Yogue com um faquir, apesar de que, muitas vezes pelo aspecto, possam ser confundidos, da mesma forma como se pode confundir, no Ocidente, uma pessoa que use terno e gravata como sendo uma pessoa bem conceituada pela sociedade, julgando-se apenas sua aparência.

Yoga e contorcionismo

Algumas posições do Yoga dão tanta flexibilidade ao indivíduo que chegam, até, a assustar o espectador. E o engraçado é que estas posições difíceis do Yoga são as que mais atraem alunos para o aprendizado. Estou convencido de que os aficcionados destas posições têm tendência ao faquirismo e acabam esquecendo que a meta do Yoga é o auto-conhecimento. É de lamentar que muitas vezes pessoas com um potencial imenso se encontram desestimuladas com o Yoga, por imaginarem que, para esta prática, teriam que dominar posições de difícil execução.

Yoga e doença

Em nosso trabalho, seguimos o seguinte lema: *Faça Yoga antes que precise*, pois achamos que o Yoga faz parte da medicina preventiva que deveria ser praticada por todos, no planeta Terra. Para se ter uma idéia dessa verdade, observemos que, se visitássemos o médico freqüentemente, evitaríamos várias doenças. Como exemplo, podemos citar as pessoas que tiveram predisposição a alguma doença diagnosticada preventivamente, e evitaram até o câncer.

Voltando ao Yoga, dizemos que ele evita doenças e auxilia sua cura, juntamente com um tratamento médico adequado. Ajuda a curar, pois está provado, inclusive no Ocidente, com experiências feitas por renomados especialistas. Ex.: Franz Volgen provou, em 68 casos de pacientes sob ação hipnótica que, com estímulos mentais, é possível obter no organismo modificações autocurativas.

Sem dúvida nenhuma, a cólera, o medo, a aflição, o susto, o desânimo, o pessimismo, minam a saúde. O Yoga auxilia, em muito, a dominar esses estados mentais negativos e contribui para a criação de estados positivos, tais como felicidade, alegria, bom humor, amor, altruísmo, que mobilizam as forças curativas do organismo.

Já é sabido pela medicina que o córtex cerebral é o controlador das emoções e das sensações de dor. Com um bom funcionamento deste órgão, o ser humano seria capaz de suportar graves sofrimentos com um mínimo de emoção. Através da anestesia, os médicos adormecem o córtex cerebral do paciente, para que este possa resistir a dor. Os Yogues, através de suas práticas, aumentam a resistência desse órgão, auxiliando assim a controlar dores e emoções.

A natureza nunca desejou que o homem abandonasse o corpo antes de chegar a uma idade avançada. Se todas as pessoas obedecessem a estas leis, a morte por moléstias seria muito rara. Portanto, um conselho: não procure o Yoga apenas para se curar, já que no Ocidente temos a mania de ser comerciantes, em tudo. Um exemplo disso é a quantidade de pessoas que procuram "comprar" os santos através de promessas.

Algumas respostas

Yoga é só para mulheres?
O fato de, nos núcleos de Yoga no Brasil, encontrarmos mais mulheres do que homens, repre-

senta apenas a tendência de uma época e de uma região. Não significa que seja assim no resto do mundo e, na Índia, por exemplo, dá-se exatamente o contrário.

O Purna Yoga admite que ambos os sexos pratiquem Yoga?

R. Claro que sim, pois antes de sermos dois sexos, temos que ver duas almas que precisam aflorar em um Deus único.

Como é uma aula de Purna Yoga?

R. Como disse Sri Aurobindo: "A vida toda é Yoga". A aula deve ser a expressão mais sincera e profunda de seu ser, de acordo com o campo de sua atuação.

O Yoga Integral admite ginástica e dança como atividades físicas, incluindo-as na prática para o autoconhecimento?

R. Por que não? Se queremos a expressão de Deus na matéria, temos que ter um corpo preparado, e tudo o que for útil para o seu crescimento não pode ser excluído.

Na Índia, os discípulos de Sri Aurobindo escolhem suas atividades físicas e nunca discutem se a natação, ou a dança indiana, ou o futebol, ou a Ásana, são melhores que outros. Cada um tem o seu caminho e deve ser respeitado.

É preciso acreditar no mestre para praticar o Yoga Integral?

R. Como você pode ingressar numa filosofia se você não acredita no autor? No nosso Yoga não é indispensável a adoração ao mestre, porém mestre (guru) é aquele que dissipa as trevas, é aquele que vivenciou o caminho deixado. Não existe caminho de Yoga verdadeiro sem a presença de um mestre.

Com que idade se pode praticar a educação integral proposta pela Mãe?

R. Desde a geração até o abandono do corpo.

Como posso ser professor de Yoga Integral?
R. Procure estudar e praticar o que você leu neste livro. Depois disso, leia as obras de Sri Aurobindo e da Mãe. Pratique e faça da sua vida e profissão um Yoga Integral. Se quiser divulgar esta nobre filosofia citada no livro, entre em contato conosco.

"Temos que aprender a ser calmamente ativos."

Iniciando no Yoga

O que é necessário

Para iniciar-se no Yoga, basta apenas que haja uma atração por esta filosofia de milênios e que muitos ainda desconhecem. Esta atração é a mesma que você sente por uma música, pois a prática do Yoga atrai aqueles que estão preparados para ela. Se você adquiriu este livro, já é um pequeno sinal de alguma afinidade com esta filosofia. Um ser em evolução se sentirá atraído pelo Yoga, da mesma forma que um ser atrasado se sente atraído por uma atividade grosseira.

Com que idade devemos iniciar

Textos antigos afirmam que no útero da mãe já estamos praticando Yoga. Nunca é tarde, nem cedo demais. As pessoas com pouca flexibilidade devem participar de práticas especiais, como também as crianças. Note que eu falo em pouca flexibilidade, pois muitos associam idade cronológica à flexibilidade. Temos alunos com 80 anos, dotados de grande flexibilidade, acompanhando a nossa prática melhor do que alunos jovens.

O que acontece é que muitas vezes o aluno relaxa com o corpo durante meses ou anos, sem se preocupar em exercitar-se. Note bem que isto ocorre em qualquer idade, e quando o aluno inicia a atividade sente dificuldade para acompanhar o resto da turma. Muitas destas pessoas colocam a desculpa na idade e não no relaxamento com que cuidaram do corpo.

Como encontrar o local ideal

Alguns conselhos:
1 – Não faça Yoga num núcleo apenas porque é próximo à sua casa.
2 – Verifique se os professores são formados ou se estão ligados a alguma entidade de classe.
3 – Não julgue pelas aparências pois, muitas vezes, a pessoa pode ter vindo da Índia, usar roupas de um Yogue e não ser um Yogue.
4 – Você deve sentir que o núcleo de Yoga é o seu segundo lar.

Finalmente, devemos acrescentar que precisamos procurar um profissional do Yoga da mesma forma que selecionamos profissionais de outras áreas: pela seriedade e competência.

Com que finalidade devemos procurar o Yoga

Constatamos que as pessoas buscam o Yoga para desenvolverem suas tendências. Ex.: um místico procura o Yoga para esclarecer os mistérios; um estudante de educação física penetra no Yoga para desenvolver ainda mais o seu corpo; um religioso, para aumentar a sua fé; um infeliz, para buscar a felicidade; um doente, para trazer saúde; um executivo, para eliminar as tensões do dia-a-dia; e assim por diante. Mas, na realidade, o que um mestre de Yoga deseja é que as pessoas busquem o *autoconhecimento*. Podemos afirmar que devemos buscar a felicidade não no ouro, nas jóias ou nas pedras preciosas — coisas materiais em geral, que fazem parte do que é passageiro — devemos, sim, buscar o único tesouro que ladrão algum nos pode roubar, que é o conhecimento de nós mesmos.

O que é um mestre, no sentido hindu

A figura do mestre é uma das mais belas do hinduísmo. O mestre é ao mesmo tempo pai, mãe, irmão e amigo do discípulo. A relação do mestre com o discípulo é uma relação de amor, e só o amor pode mudar as pessoas. O mestre é aquele que orienta o discípulo na senda do autoconhecimento, é aquele que fala a verdade, mesmo que doa. O mestre é aquele que já caminhou pela estrada pela qual o discípulo irá passar.

No Ocidente ouvimos pessoas dizerem que não têm mestre e ficam repetindo as coisas que o pai, Freud, Jung e outros falaram. Isto é uma prova de que na realidade todos, sem exceção, têm mestre, o qual não precisa necessariamente viver no plano físico. Na Índia, um professor de música é reverenciado e respeitado como mestre. Mestre ou guru significa aquele que dissipa as trevas, não importa qual seja o assunto. O verdadeiro mestre dá ao discípulo a vela e o fósforo, mas cabe a este esforçar-se em acendê-la.

"Quando percebemos os Teus simples milagres, percebemos o milagre que somos."

Alimentação

Não é preciso parar de comer carne para poder praticar Yoga, como também não há necessidade de parar de beber ou de fumar. Mas, sem dúvida alguma, tem-se constatado que, com tempo de prática, estes maus hábitos deixam de existir e, o interessante, é que os alunos vão encontrando uma harmonia interna e uma segurança que até então fora compensada pelos vícios.

Recebemos como herança os maus hábitos de nossa cultura. A criança vê os adultos fumando ou bebendo e aceita isto como uma coisa normal; certos pais chegam, até, a incentivar as crianças com cigarros de chocolate, e outros dão-lhe a provar muitas bebidas alcoólicas.

Outro detalhe triste é a total ignorância das donas-de-casa sobre nutricionismo, combinações de alimentos, etc., como também a falta de noção do mal que fazem os alimentos químicos, corantes e enlatados. Outra coisa que se pode notar nas famílias é a preocupação voltada para a quantidade e não para a qualidade da comida. Lembre-se da felicidade de seus pais quando você repetia a comida, e você terá idéia mais profunda do significado disso.

Com a prática do Yoga — que visa a uma conscientização total do indivíduo, levando o aspirante a um questionamento de seus falsos valores – conseqüentemente, os maus hábitos contraídos são abandonados naturalmente, inclusive a ingestão de carne. Uma das frases usadas pelos mestres tântricos (mestres liberais) é significativa: "Quando a fruta está madura ela cai por si só".

Alguns conselhos sobre alimentação

Evitar:
- açúcar branco e todos os alimentos à base desse produto (leia o livro *Sugar Blues* e saiba do perigo do açúcar); adoçantes sintéticos e produtos dietéticos não naturais;
- estimulantes: cafeína (chá-preto, mate, café) e drogas que trazem problemas ao sistema nervoso;
- enlatados, produtos químicos que degeneram as células;
- óleos e gorduras hidrogenados em banhas, margarinas;
- refinados e processados (ex;: arroz branco, massa, farinha branca) desequilibram e reduzem as reservas orgânicas;
- excesso de proteínas, especialmente de origem animal;
- sal de cozinha refinado e iodatado sinteticamente. Veja o efeito do sal sobre os metais ferrosos. Lembre-se de que os índios não o utilizavam. Portanto, vale a pena diminuir seu consumo;
- drogas químicas, analgésicos, estimulantes, calmantes;

– alimentos tratados com pesticidas.

Adotar:
– alimentos integrais (arroz, farinha, pão);
– legumes, verduras, frutas, nozes, sementes, grãos;
– soja (feijão, pasta, molho, queijo, leite);
– sucos de frutas e de legumes, sem adoçantes;
– açúcar mascavo, mel, melado (substitutos do açúcar branco);
– cevada torrada (substitui o café), chá de ervas;
– iogurtes e coalhadas naturais;
– queijo fresco;
– sal marinho (grosso), rico em minerais.

Adotar como hábito:
– somente comer quando sentir fome, quando estiver tranqüilo e descansado;
– não comer muito antes de dormir;
– mastigar bem, comendo lentamente;
– não brigar durante as refeições (há pessoas que aproveitam as refeições para discutir problemas);
– evitar líquidos nas refeições (estes diluem o suco gástrico responsável pela digestão), e não tomar bebidas geladas, nem muito quentes;
– nunca ingerir alimentos preparados por pessoas desequilibradas, nervosas, raivosas ou doentes;
– incluir cebola, alho, limão, coalhada, pois são de grande poder depurativo, favorecem o fígado, o principal órgão de desintoxicação.

Um último alerta:
– Não seja escravo da alimentação!

"Temos que nos libertar de nossos condicionamentos, se quisermos desfrutar do todo de nossas almas."

Os chakras

Chakra significa *roda*.
São centros captadores, armazenadores e distribuidores de energia. Encontram-se localizados no corpo sutil e se relacionam com o corpo físico através de plexos e glândulas. Os sete chakras principais são:

CHAKRAS (em sânscrito)	Glândulas	Plexo	Localização	Plano em que atua
Muladhara	Gônoda	Coccígeo	Base da col.	Físico denso
Svaddhistana	Supra-renais	Esplênico	Baço	Energético
Manipura	Pâncreas	Solar	Umbigo	Emocional
Anáhata	Timo	Cardíaco	Coração	Mental inferior
Vishuddha	Tiróide	Laringe	Garganta	Mental sup.
Ájña	Pineal	Frontal	Intercílio	Intuicional
Sahásrara	Hipófise	Carotídeo	Alto da cabeça	Monádico

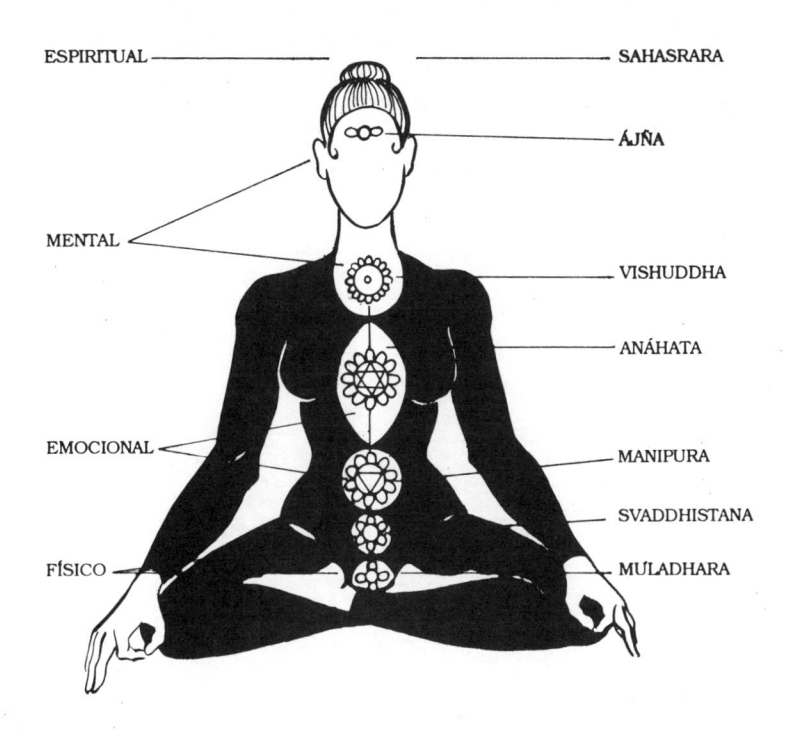

ESPIRITUAL	SAHASRARA
	ÁJÑA
MENTAL	
	VISHUDDHA
	ANÁHATA
EMOCIONAL	MANIPURA
	SVADDHISTANA
FÍSICO	MULADHARA

Num ser humano desenvolvido, todos os centros energéticos estão em pleno funcionamento. Mas nos dias de hoje observa-se que em grande parte dos seres humanos apenas os centros inferiores funcionam, o que resulta no deplorável estado da humanidade.

Note que a superioridade dos homens em relação aos animais está no funcionamento dos centros superiores. Portanto, o homem que só pensa em comer, beber, dormir e copular não pode ser considerado tão superior em relação aos animais.

Conhecendo os chakras, constataremos que o homem é um microcosmo e, assim, conhecendo a nós mesmos, conheceremos o universo.

*"Passamos por dias cinzentos
para valorizarmos os dias dourados."*

O mantra OM

OOM é o mais poderoso de todos os mantras. O OM é origem e fim de todo o universo. Os cientistas norte-americanos comprovaram a existência deste som através de máquinas modernas. Mas os Yogues já haviam captado o som do OM milênios antes de Cristo. O OM é a criação, conservação, renovação de tudo o que existe e que há de existir.

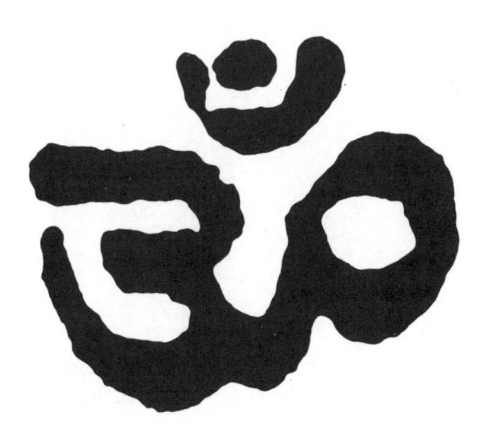

De todos os mantras que são usados para meditação, o OM é o que produz melhor efeito. Não podemos traduzi-lo.

Ele é considerado o corpo sonoro de Deus. Denomina-se Yantra quando se transforma num símbolo gráfico. Cada escola adota um traçado típico; por isso, devemos respeitar e só utilizar o traçado que corresponda à nossa escola, evitando assim choques de egrégora, pois, como dizia Jung: "Cada traçado tem uma magia e deve ser respeitado, pois corresponde a um aspecto distinto do inconsciente coletivo".

Os hindus utilizam a medalha com o símbolo OM (símbolo do Yoga), para se lembrarem sempre da existência de Deus. Para que você possa entender o OM, lembraremos uma frase do Antigo Testamento: "No princípio era o Verbo, e o Verbo era Deus".

"Estamos aqui para realizar a plenitude de nosso ser."

Incenso e luz

Especificamente, o incenso tem o objetivo de perfumar o ambiente. Ainda hoje, na Índia, o incenso é muito utilizado, especialmente em práticas de Yoga, meditação, etc. Era também empregado pelos egípcios e quase todos os povos da antiguidade. Os antigos afirmavam que, da mesma forma que usamos perfume no corpo para modificar um estado emocional, o incenso perfuma a casa e mexe com todo o nosso psiquismo.

Antes da prática do Yoga, os hindus sempre acendem incenso, pelos mesmos motivos acima citados e também para estimular os exercícios respiratórios e purificação do ambiente.

É importante não confundir o incenso com defumador, pois as ervas utilizadas no incenso são muito mais sutis. Note-se também que na fabricação do incenso ocorre sempre uma alquimia, portanto, aquele que já usa o incenso, deve escolhê-lo com muito cuidado, pois com o modismo do incenso gerou-se uma industrialização desenfreada, causando a perda da qualidade. Existem, em decorrência disso, incensos que são nocivos ao nosso aparelho respiratório.

No tocante à luz azul-celeste, a explicação é que ela serve para trazer ao praticante um estado de paz e tranqüilidade, pois pela cromoterapia (influência das cores sobre o indivíduo) foi provado que a cor azul-celeste predispõe à paz, à serenidade e à tranqüilidade, da mesma forma que o vermelho se transforma em um estimulante.

Na prática do Yoga, o azul-celeste predispõe o aluno a atitudes emocionais e mentais indispensáveis. O resultado disto também é o combate ao stresse ou à qualquer tensão.

É muito comum, na Índia, a prática do Yoga ser feita à luz de lâmpadas de azeite. Primeiro, porque assim o praticante está seguindo a tradição de vários Yogues, que o praticaram também à luz de velas; segundo, porque muitos Yogues afirmam que o fogo é o fio que liga o plano físico com o plano astral; e, por fim, porque muitos, ao acenderem o fogo, lembram-se de Shiva, o mitológico criador do Yoga, e porque um dos seus símbolos é o fogo, que representa a destruição da ignorância. No mais, a prática da penumbra dá para o aluno mais liberdade de expressão, evitando assim vaidades ou complexos. Lembremos também desta forma as cavernas, onde até nos dias de hoje é praticado o Yoga.

"Obrigue Deus a vir até você com sua aspiração constante e com sua adoração integral."

O sânscrito

Antes de entrarmos na parte prática, falaremos sobre a pronúncia do sânscrito. É importante saber a pronúncia correta, se quisermos levar o nosso estudo a sério. Notamos erros cometidos comumente ao pronunciarmos o sânscrito. A palavra Yoga, por exemplo, deve ser pronunciada com o *o* fechado (ô), pois, no sânscrito, todas as palavras terminadas em *a* são masculinas. Assim, você dirá: "O Shiva, o Rama, o Krishna, o Ásana, o Chakra, o Mantra, etc. As palavras femininas são terminadas em *i* acentuado (í), como, por exemplo, a Kalí, a Deví, a Kundaliní, etc.

Devemos, portanto, pronunciar "o Yôga", não por vaidade e sim por respeito à pronúncia de uma língua que não é a nossa.

As vogais

A vogal deve ser pronunciada aberta, curta, como em *táxi*.

a, *com acento, é uma vogal longa e pronuncia-se fechada, como em* arco.

i *é uma vogal breve e pronuncia-se fechada, como em* ímpar.

u *é uma vogal breve, fechada, como em* vulcão.

ú, *com acento, é uma vogal longa fechada e é pronunciada como em* tudo.

e *é uma vogal fechada, e pronuncia-se como em* melado.

o *é uma vogal fechada, e pronuncia-se como em* folha.

As consoantes

ch *pronuncia-se como na palavra* tchau.

g *é natural, como na palavra* gole.

j *pronuncia-se como dj, como em* adjetivo.

h *é sempre aspirado e forte, como na palavra inglesa* home.

m *é nasal e bilabial, como em* ninguém.

n *depois de vogal é pronunciado, mas não se deve nasalizar a vogal precedente.*

n, *com til (ñ) é uma nasal palatal, como no castelhano* peña.

r *pronuncia-se seguido de um pequeno apoio vocálico, como em* pedra.

s *pronuncia-se como o som de ss: por exemplo,* pássaro.

sh *é pronunciado como em* Sheila.

"Há apenas um véu de ignorância que nos separa de nós mesmos."

Segunda Parte

PRÁTICA

Conselhos úteis

1 - A prática do Yoga nunca deve ser feita com o estômago cheio. O ideal é meia hora depois de refeições leves e quatro horas após as refeições pesadas.

2 - Não se deve usar jóias ou quaisquer adereços que possam machucar o praticante ou que produzam sons que comprometam sua concentração, assim como a dos demais.

3 - O aluno deverá vir para a prática de banho tomado, já que no Yoga a transpiração é mínima e não haverá necessidade de tomá-lo depois. Ficou constatado que o banho descarrega energias. Basta ver que um banho frio faz bem quando estamos tensos. Não queremos que você perca a energia acumulada através da prática do Yoga, com um banho tomado imediatamente após.

4 - Procure tirar as dúvidas antes ou depois da prática do Yoga, para não perturbar a concentração do grupo.

5 - É importante não chegar atrasado às práticas. O aluno que assim fizer atrapalhará os colegas que já se encontram praticando e, ele mesmo, custará a pegar o ritmo dos demais, pois estará tenso e preocupado, até mesmo por ter chegado atrasado.

Kriya

O vocábulo *Kr* significa *agir*. Kriyas são as atividades de purificação das mucosas. Encontraremos muitas pessoas bem vestidas e perfumadas, porém com os pulmões e narinas obstruídas, com dores de cabeça provenientes de fezes acumuladas, ou com o estômago sujo e, até mesmo, sem banho. Dificilmente encontraremos Yogues nestas condições, pois eles fazem Kriyas, que são técnicas purificadoras do organismo, e que, juntamente com outras práticas higiênicas comuns, mantêm limpo o corpo físico e, com isso, uma saúde perfeita. Existem vários kriyas, mas apenas três são praticados em aula: Trataka, Kapalabhati e Nauli. Os demais, o praticante executa em casa.

Trataka são exercícios de limpeza para os olhos. Há diversos tratakas. Ex.: olhe fixamente para uma vela e mantenha-se assim, até lacrimejar.

Kapalabhati serve para a limpeza dos pulmões e fossas nasais. Este kriya é também um pránáyáma. Veja adiante, como executá-lo.

Nauli é a limpeza das vísceras. Deve-se, primeiramente, dominar o exercício chamado Uddyana Bandha (contração do abdome), exercício preparatório para o Nauli. Devemos estar de pé, joelhos afastados, flexionando o tronco ligeiramente para a frente, as mãos apoiadas na face superior das coxas. Expire e puxe a barriga bem para dentro erguendo o diafragma de maneira que o umbigo fique próximo da coluna vertebral. Mantenha a posição sem esforço excessivo, e repita oito vezes esta movimentação. Para fazer o Nauli, o aluno deverá dominar o exercício anterior, pois o Nauli requer que você projete para a frente os dois grandes músculos abdominais. Este isolamento central dos músculos é conhecido como Madhyama-Nauli.

Jejum - está entrando em evidência no Ocidente, apesar de não constar da relação dos kriyas tradicionais, mas é um purificador dos mais salutares para o nosso corpo. As toxinas que ingerimos em nossa alimentação e que não eliminamos, acabam se acumulando no organismo e nada melhor do que o jejum para expeli-las. Como conseqüência, o aparelho digestivo melhora sensivelmente, com o jejum. O importante no jejum é saber entrar e sair dele.

Na noite que precede o jejum deve-se fazer uma lavagem intestinal. A partir daí, deve-se ingerir apenas água mineral durante as vinte e quatro horas seguintes.

No dia seguinte ao do jejum deve-se ingerir uma alimentação leve. Na Índia, quando uma pessoa está doente e vai ao médico, a primeira coisa que ele receita é um dia de jejum, pois facilita a recuperação natural do paciente.

> *"Precisamos nos reeducar, se quisermos educar o próximo."*

Mudrá

Mudrá significa gesto ou selo. Constitui os gestos reflexológicos, simbólicos ou magnéticos, feitos com as mãos, visando a tranqüilizar o aluno e conscientizá-lo do início da prática. Ao colocar-se num gesto Yogue, o aluno liga o fio que penetra no inconsciente coletivo hindu, pois ele está reproduzindo um gesto que é feito por todos os praticantes de Yoga há milhares de anos.

Vejamos, adiante, os gestos mais usados.

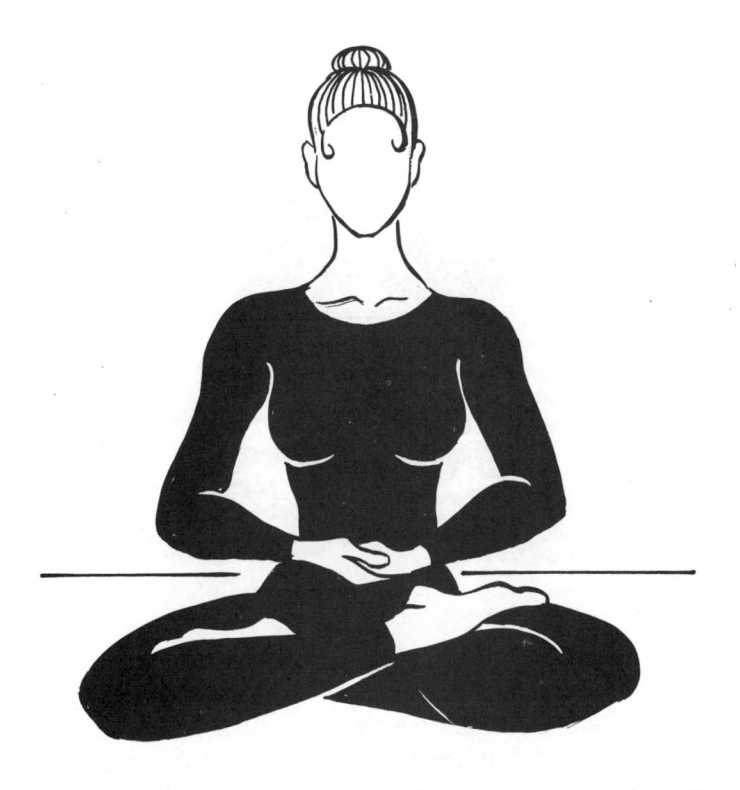

Shiva Mudrá — os homens colocam o dorso da mão direita sobre a palma da mão esquerda, e as mulheres o inverso. Este gesto é empregado para meditação. É o gesto de Shiva, o mitológico criador do Yoga.

DIA   **NOITE**

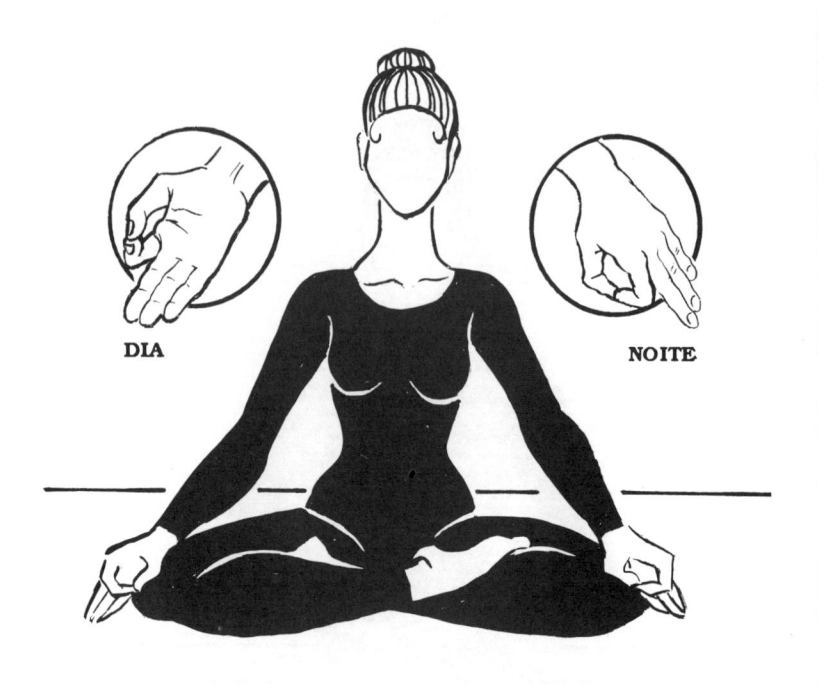

Jñana Mudrá - unir os dedos polegar e indicador levemente, formando um círculo. Esta união caracteriza o ligar de duas correntes contrárias. Como na física sabemos que positivo e negativo unidos geram energia. No Yoga, com um pouco de sensibilidade constata-se isto. De dia as palmas das mãos devem ser voltadas para cima; à noite, voltadas para baixo. As mãos devem estar apoiadas nos joelhos. Este gesto é usado para meditação e Pránáyáma (exercícios respiratórios).

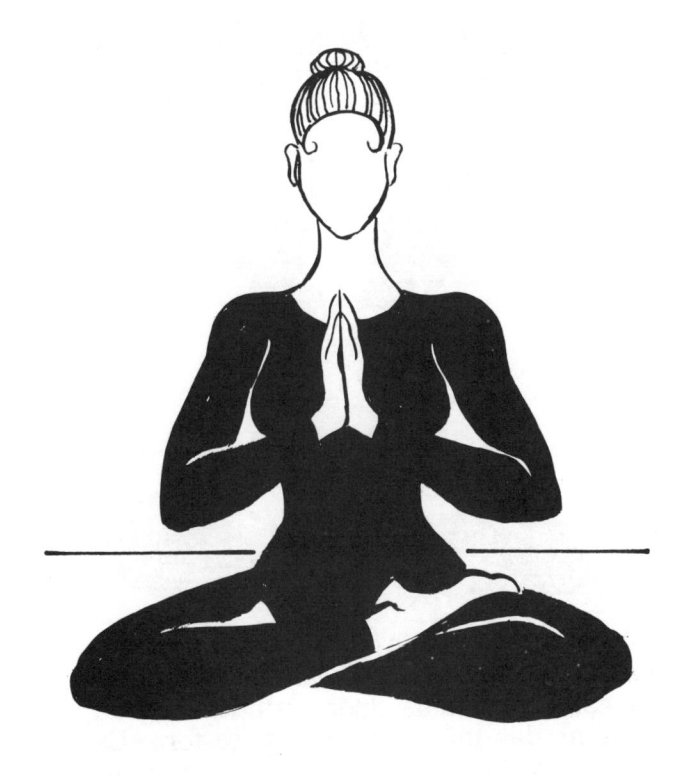

Pronam Mudrá - unir as palmas das mãos à frente do peito ou acima da cabeça; gesto usado para os ásanas (posições) e mantras (vocalizações).

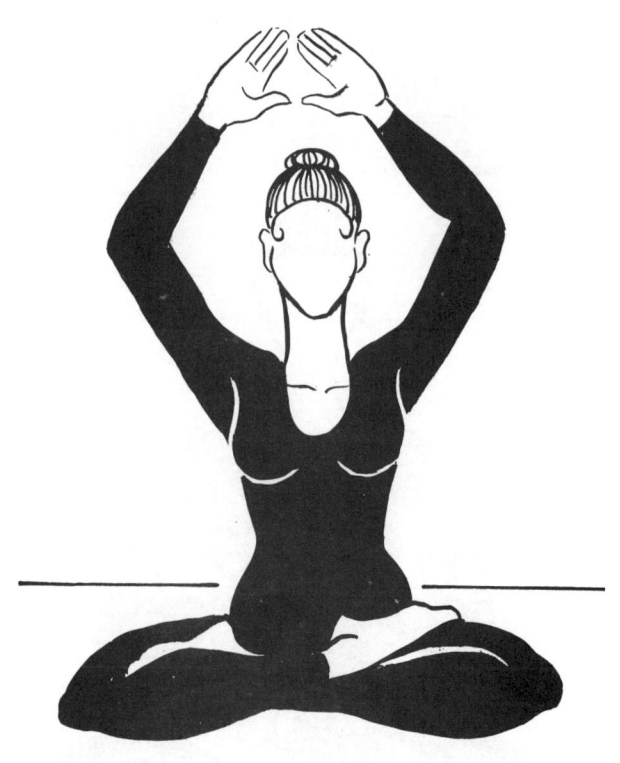

Trimurti Mudrá - unir os dedos indicador com indicador, e polegar com polegar, formando um triângulo, com os demais dedos unidos lateralmente e as palmas das mãos voltadas para fora. Este gesto simboliza Brahma, Vishnu e Shiva, que representam a criação, conservação e renovação, correspondendo no simbolismo cristão ao Pai, Espírito Santo e Filho, respectivamente. Este gesto é empregado nos ásanas (posições) do Yoga.

"Que nossas profundezas nos elevem às nossas alturas."

Mantra

Mantras são vocalizações de sons e ultrassons.

Sabemos que os sons mexem muito com o nosso psiquismo. Um exemplo disso é que muitas vezes estamos alegres e, ao ouvirmos uma música, ficamos tristes, ou vice-versa. Os hindus aprofundaram-se muito na ciência do som: eles dominam o psiquismo através do som, trazendo com a música estados mentais desejados. Existem mantras para trazer alegria, prosperidade, cura e meditação.

Os mantras subdividem-se em: Kirtan e Japa.

Kirtan são os cânticos extroversores;

Japa são as repetições introversoras.

EXEMPLOS DE MANTRAS:

DO HINDUÍSMO EM GERAL:
1 – OM namah Shivaya
2 – OM namah Shiva, OM namah Shiva lingam

Om Namah Shivaya - nº 1

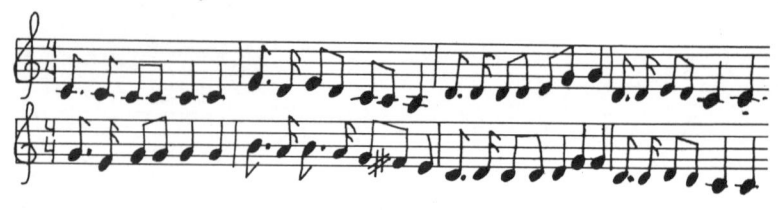

Jaya Guru - nº 5

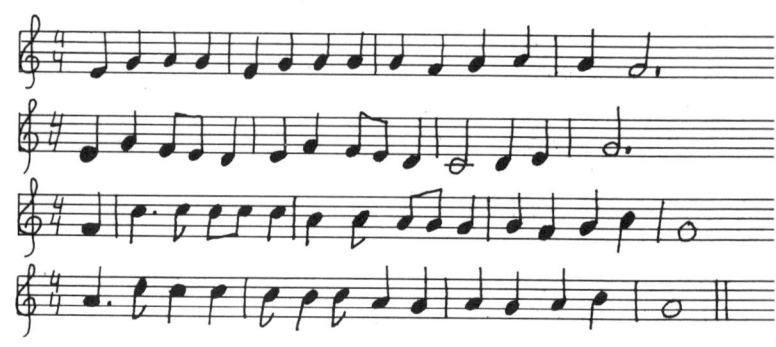

Sri Krishna Govinda - nº 6

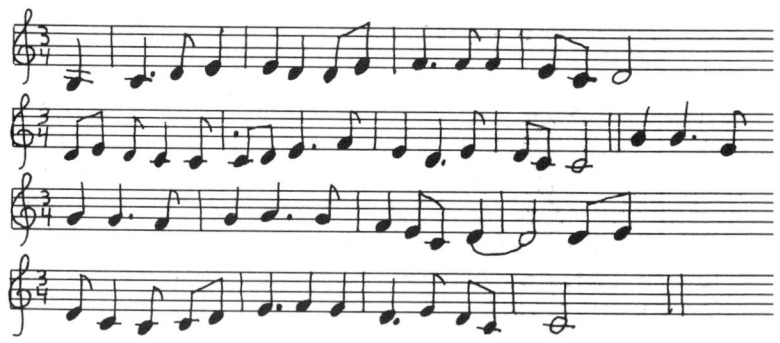

Hare Rama - nº 8

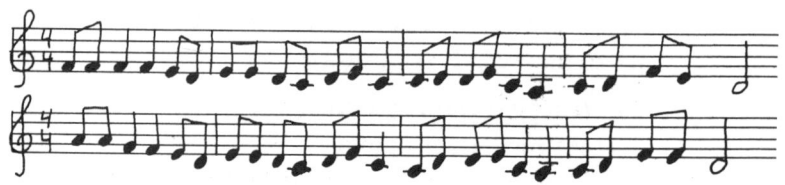

3 – Shivaya namah OM, Shivaya namah OM
Shivaya namah OM, namah Shivaya
4 – Hari OM, Hari OM, Hari, Hari OM
5 – Jaya Guru Shiva, Guru Hare, Guru Ram
6 – Sri Krishna Govinda Nare murare
Hey natha narayana vasudeva
7 – Ishwara, Ishwara, Ishwara Hare
8 – Hare Rama, Hare Rama.
Rama, Rama, Hare Hare
9 – Hare Krishna, Hare Krishna
Krishna, Krishna, Hare, Hare

Pránáyáma

PRANA significa energia e *Yama* domínio. Pránáyáma, portanto, é o domínio da bioenergia através de exercícios respiratórios.

No Ocidente, é muito comum encontrarmos pessoas respirando pela boca ou fora do ritmo o que, sem dúvida alguma, ocasiona uma série de problemas para o indivíduo. Respirar bem é voltar à natureza, pois quando nos alimentamos, queremos captar o prana do alimento e quando bebemos queremos captar o prana da água. Através dos exercícios respiratórios do Yoga buscamos captar o prana do ar.

A respiração Yogue apresenta quatro fases:*
1ª - *Puraka* - inspiração.

---

* Antes de treinar a respiração, o Yogue deve controlar as três fases preparatórias, que são:
Adhama - que é o respiratório abdominal inferior.
Madhyama - respiratório diafragmático médio.
Uthama - respiratório subclavicular.

2ª - *Kumbhaka* - retenção do ar com pulmões cheios.
3ª - *Rechaka* - expiração.
4ª - *Sunyaka* - retenção do ar com pulmões vazios.

Portanto, a respiração completa consiste em: na inspiração, levar o ar para a parte inferior, média e superior dos pulmões; e, na expiração, fazer de maneira inversa, isto é, tirar o ar da parte superior, média e baixa. Desta maneira evitaremos muitas doenças e tensões do mundo moderno.

Os exercícios respiratórios mais usados são:

Bhástrika - significa *fole*. Inspire e expire aceleradamente bem rápido, alto e forte, com movimentos enérgicos do diafragma e do abdômen, sem, entretanto, balançar os ombros, com expressão fisionômica tranqüila e com as costas eretas. Este exercício respiratório é excelente para as pessoas que sofrem de asma.

Kapalabhati - significa *cérebro brilhante*. Inspire profundamente, lentamente e, logo depois, expire com força e ruído, exalando todo o ar em menos de um segundo. Este exercício é excelente para a limpeza das fossas nasais.

Vamahkrama - sentado, com as mãos em Jñana Mudrá obstrua a narina direita com o dedo médio da mão direita e inspire lentamente, pela narina esquerda. Quando os pulmões estiverem cheios, troque a narina em atividade e expire pela direita. Com os pulmões vazios, volte a inspirar, agora pela direita. Continue o mesmo processo, alternando a narina em atividade. Portanto, *nunca troque de narina com os pulmões vazios*. Os Yogues afirmam que podemos viver algum tempo sem alimentos ou sem água, mas sem ar, só muito pouco tempo. Note também que a respiração é o fio que liga o consciente ao inconsciente.

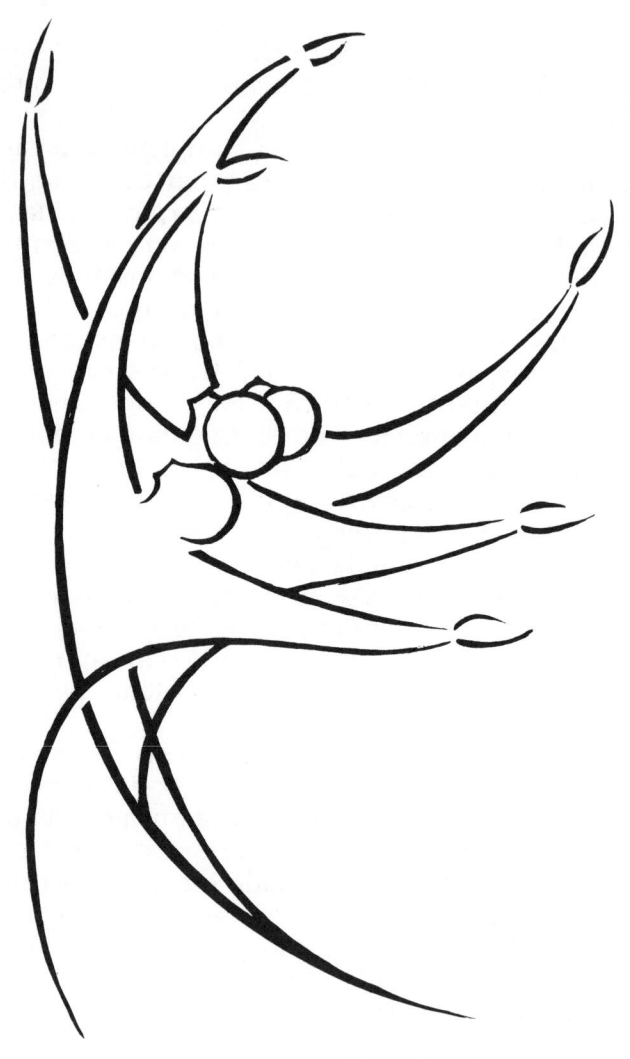

Desenho de Dhanavanti

*"A forma é a excelsa morada da eternidade,
Uma caverna do imortal Eremita."*
(Sri Aurobindo)

Ásana

Ásana significa posição. São as posições físicas ou psicofísicas. O codificador do Yoga, Pátañjali, definiu ásanas como sendo posição firme e agradável. E Shiva, o criador do Yoga, disse: "Existem tantos ásanas quantos seres vivos sobre a Terra".

Foi observando a natureza que ele captou os ásanas.

Os ásanas consistem em posições firmes e agradáveis, respiração coordenada e mentalizações. O aluno deverá prestar atenção às seguintes regras de execução dos ásanas:

Respiração - No ásana, a respiração é de suma importância. Existem várias regras, mas darei apenas a mais importante, que é a sétima: movimentos para cima, pulmões cheios; movimentos para baixo, pulmões vazios.

Permanência - Permanecer o máximo na posição para cada lado, prestando atenção na respiração e aplicando a regra acima. Caso o aluno seja adiantado e tenha boa flexibilidade para permanecer na posição respirando normalmente, então, poderá respirar à vontade durante o ásana.

Repetição - O número é mínimo de repetições: cada posição deve ser feita uma única vez para cada lado, salvo algumas poucas exceções.

Mentalização - Devemos mentalizar saúde e cores positivas na parte do corpo que esteja precisando; devemos, até mesmo, mentalizar que já dominamos a posição.

A seguir, damos vários exemplos de ásanas, para o seu treinamento:

(Obs.: *Procure seguir a mesma seqüência caso treine sozinho.*)

"O sofrimento é um aprendizado do Ser, para que ele busque a verdadeira felicidade."

Matsyendrásana

Chama-se esta posição Matsyendrásana em homenagem ao Mestre Matsyendra.
Execução:
1 – sente-se no chão, estique as pernas para a frente;
2 – passe a perna esquerda por cima da direita, colocando a sola do pé esquerdo no chão, perto da coxa direita;
3 – coloque o braço direito entre a coxa elevada e o peito;
4 – force o braço direito para o lado direito, faça uma rotação no tronco para o lado esquerdo e gire a cabeça para o mesmo lado, ficando sem ar;
5 – desfaça a posição com inspiração e faça para o outro lado da mesma maneira.

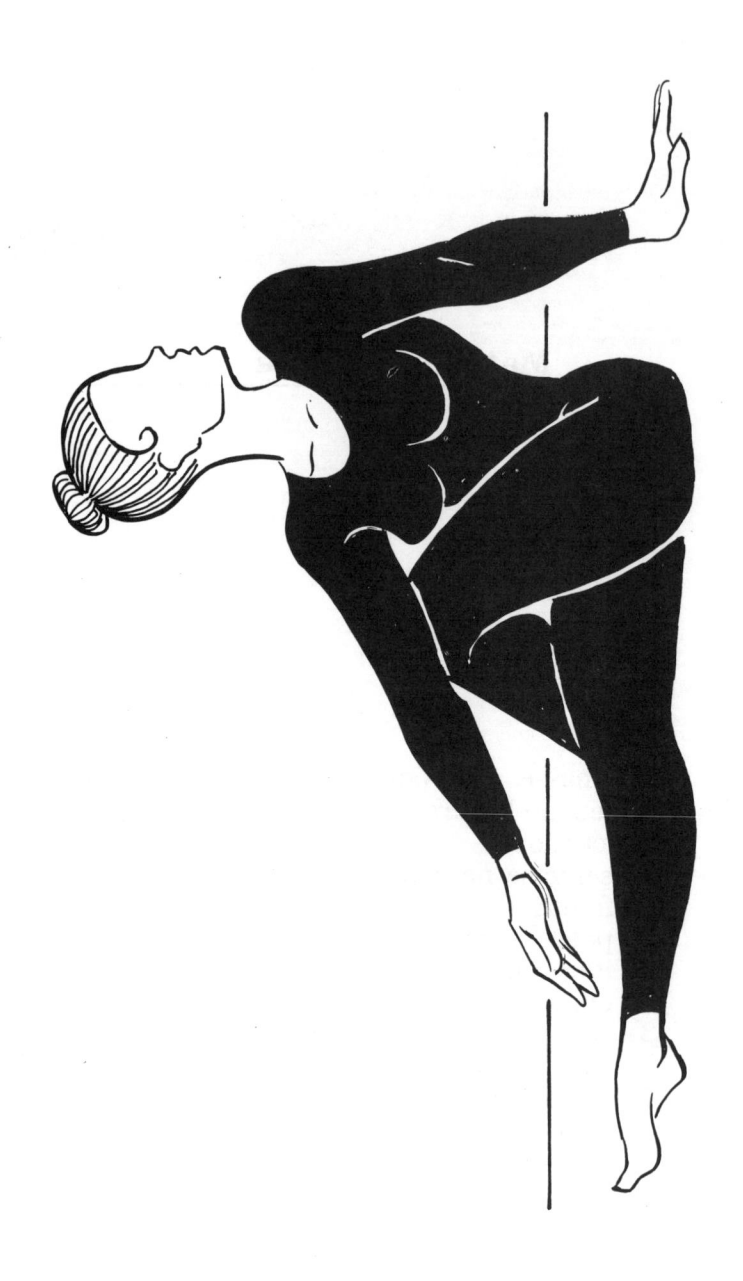

Efeitos:
Este ásana é ótimo para a coluna vertebral, trabalha o fígado, o baço, rins, intestinos, pâncreas.

O suprimento de sangue das vértebras e dos nervos que partem da medula é aumentado ao máximo, tonificando assim os nervos e o sistema nervoso simpático; também fortalece os ligamentos das vértebras.

Maha Utthita Dhanurásana

Maha significa *grande; Utthita* quer dizer *suspenso. Dhanur* significa *arco.* É, portanto, a posição em que, numa variação mais adiantada, o corpo fica suspenso em frágil apoio, formando um arco.

Execução:
1 – fique de joelhos, apoiando também a canela e o peito dos pés no chão;
2 – flexione o corpo para a frente, apoiando as palmas das mãos no chão, com os braços esticados, sem tocar na barriga, ou o peito no solo;
3 – eleve a perna esquerda, com a sola do pé indo em direção à cabeça e segure com a mão direita o pé esquerdo;
4 – inspire, estique a perna esquerda e tombe a cabeça para trás;
5 – expire, desfaça a posição e repita para o outro lado.

Efeitos:
Ótimo para todo o corpo, começando pelas glândulas endócrinas. Atua também sobre o fígado, rins, pâncreas e auxilia a concentração.

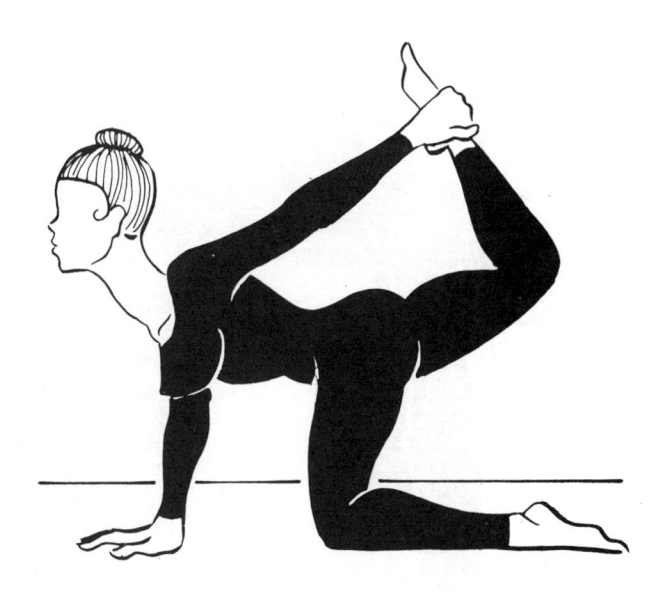

94

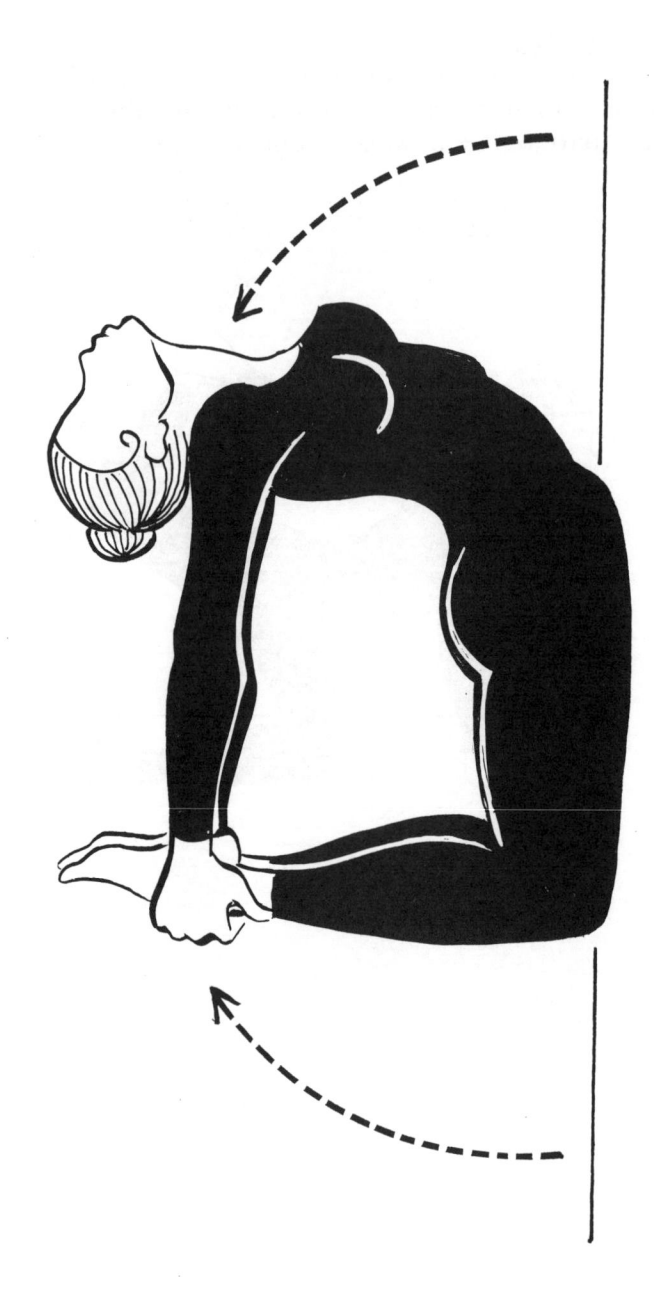

Dhanurásana

Dhanur significa *arco*.
O corpo, na posição, fica como um autêntico arco.
Execução:
1 – deite-se de frente para o solo;
2 – una os pés e coloque o queixo no solo;
3 – dobre as pernas e segure os pés perto dos tornozelos;
4 – inspire, estique as pernas sem soltar os pés, com a cabeça tombada para trás e os pés esticados com harmonia;
5 – expire e relaxe.
Efeito:
Ótimo para todo o corpo, começando pelas glândulas endócrinas; atua também sobre o timo, o hilo, fígado, rins, pâncreas.

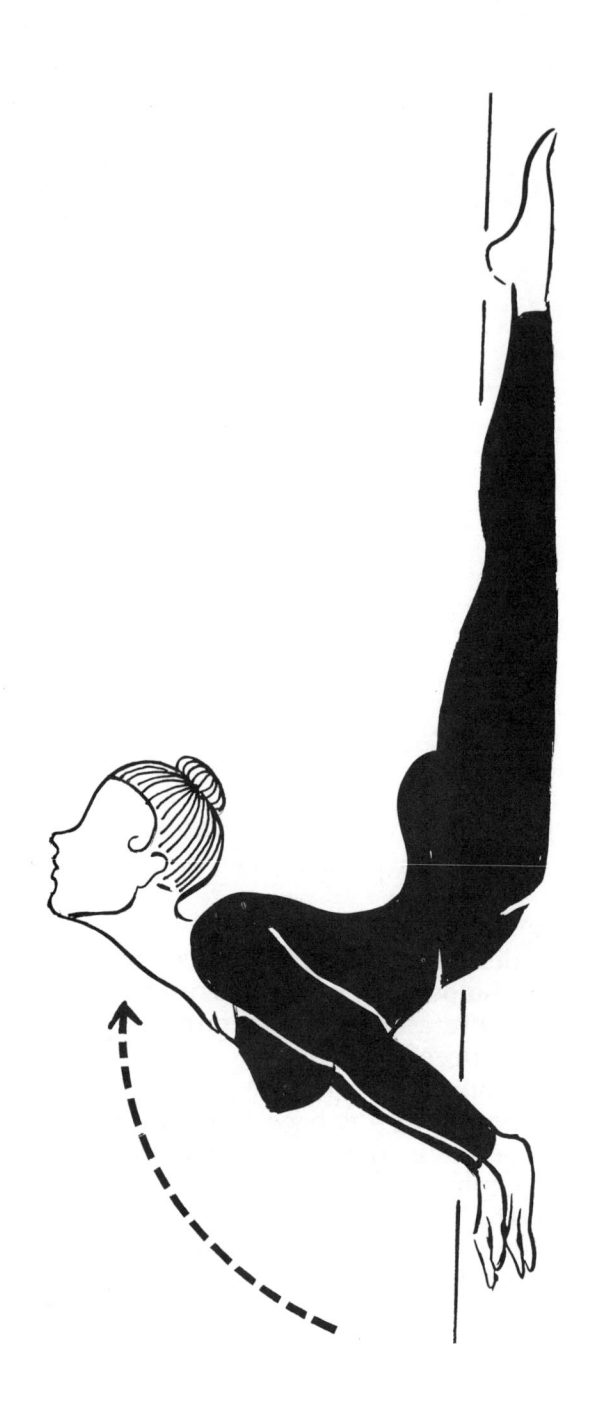

Bhujangásana

Bhujanga significa *cobra*.
A posição do corpo, neste ásana, lembra a postura da cobra.
Execução:
1 – deite-se de frente para o solo;
2 – una os calcanhares e apóie as mãos perto dos ombros;
3 – inspire e eleve o peito do solo, mantendo os quadris junto ao chão, palmas das mãos também no chão, sustentando o corpo, a cabeça voltada para trás. Os ombros deverão estar abaixados, descontraídos e os braços esticados;
4 – expire e relaxe, deixando os braços ao lado do corpo.

Efeitos:
Ovários e útero são beneficiados, como também os rins; trabalha com os músculos do abdômen, das costas; envia fluxo de sangue à coluna vertebral e nervos simpáticos, aumenta a pressão intra-abdominal.

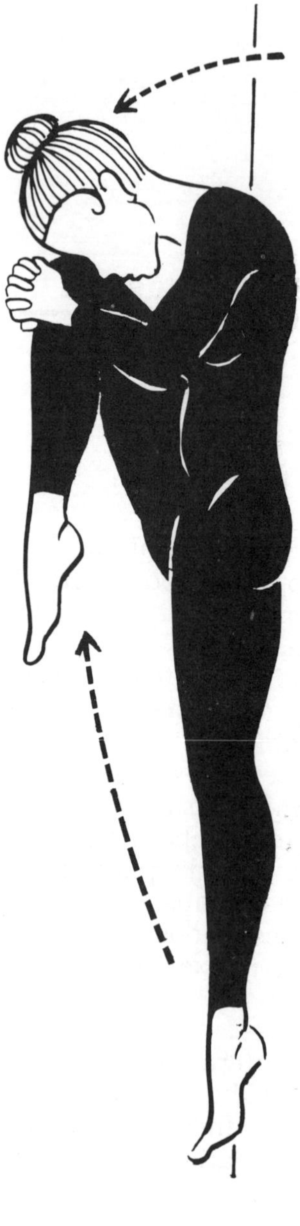

Ekapada Janusirsh Merudandásana

Em sânscrito, *eka* quer dizer *um*; *pada* significa *pé*; *janu* tem por significado *joelho*; *sirsh* quer dizer *cabeça*; *merudanda* significa *coluna vertebral*; e *ásana*, como sabemos, é *posição*. Ekapanda janusirsh merudandásana é uma posição para a coluna vertebral, feita com a cabeça tocando no joelho.

Execução:
1 – deite-se de costas para o solo, com os pés unidos;
2 – dobre o joelho direito, entrelace as mãos neste joelho;
3 – expire, eleve a cabeça e toque com a testa no joelho sem tirar as costas do chão e mantenha a perna esquerda esticada.

Efeitos:
Tireóide e cervical são bastante beneficiadas; observamos efeitos também na região lombar e nos músculos abdominais.

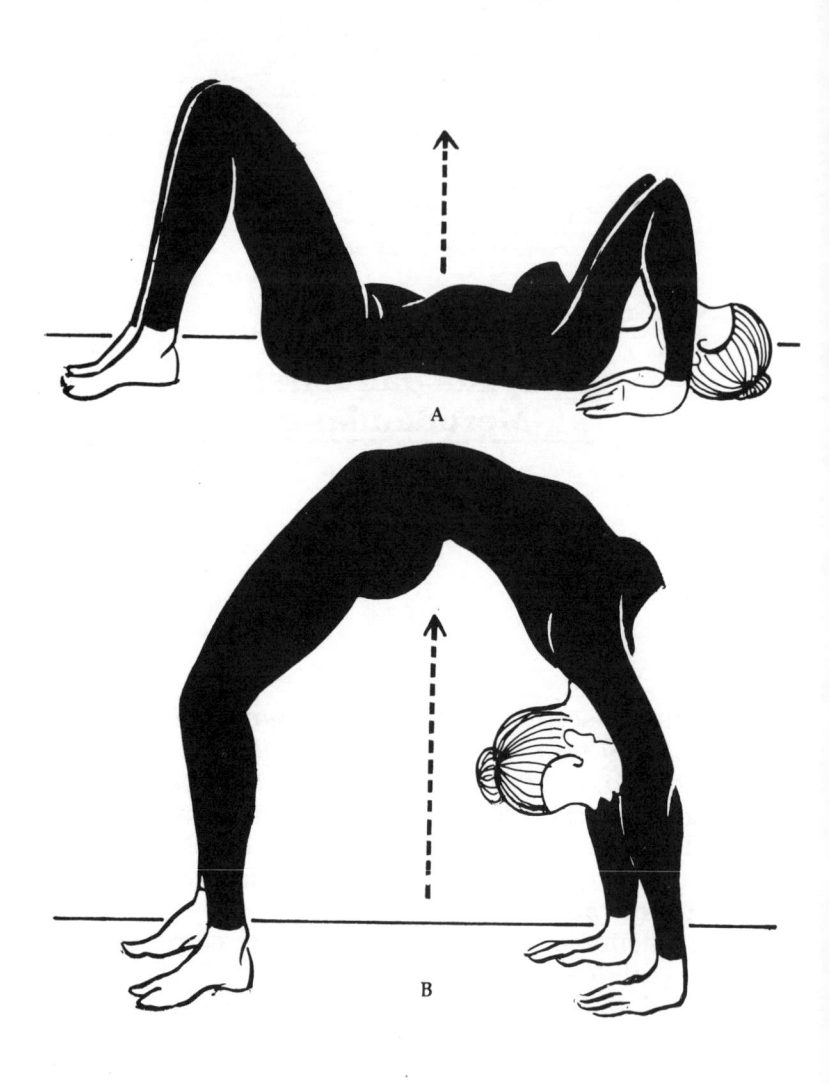

A

B

100

Chakrásana

Chakra quer dizer *roda*, ou *círculo*.
Neste ásana, o corpo forma uma roda.
Execução:
1 – deite-se de costas para o solo;
2 – dobre os braços e as pernas, apoiando a sola dos pés no chão e as palmas das mãos voltadas para dentro;
3 – inspire e eleve o corpo do chão, ficando apenas apoiado pelas mãos e pés formando a roda;
4 – expire e relaxe.
Efeitos:
Tem os mesmos efeitos do Dhanurásana e do Bhujangásana, com a vantagem de trabalhar intensamente os músculos dos braços e das pernas, e as respectivas articulações.
(Obs.: Este ásana se torna difícil para pessoas de idade avançada com problemas de calcificação.)

Sarvangásana

Sarva significa *todo* ou *inteiro; Anga* quer dizer *corpo*.

Esta posição é assim denominada pelo efeito positivo que produz no corpo todo.

Execução:
1 – deite-se de costas para o solo;
2 – junte os pés, apóie as mãos do lado dos quadris;
3 – inspire e eleve as pernas juntas e esticadas, deslocando os quadris do solo;
4 – permaneça relaxado na posição, respirando à vontade e com as pernas esticadas e relaxadas.

Efeitos:
Nesta posição, invertemos a ação da gravidade sobre o corpo, ocasionando vários efeitos positivos. Alguns deles dão-se sobre: veias varicosas, tireóide,

amígdalas, pulmões, útero, ovários, glândulas sexuais, sistemas nervoso e digestivo grandemente beneficiados. O efeito que os Yogues mais apreciam nesta posição é sobre o cérebro, que é beneficiado integralmente.

(Obs.: *Após completar a posição, nunca levante rapidamente. Faça sempre em seguida a compensação desta posição, que é o Matsyásana.*)

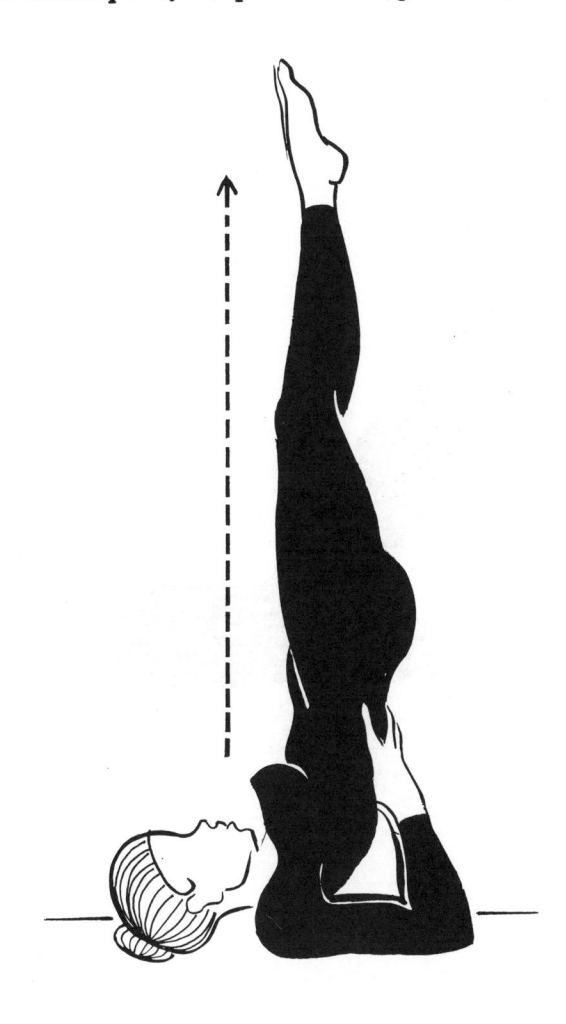

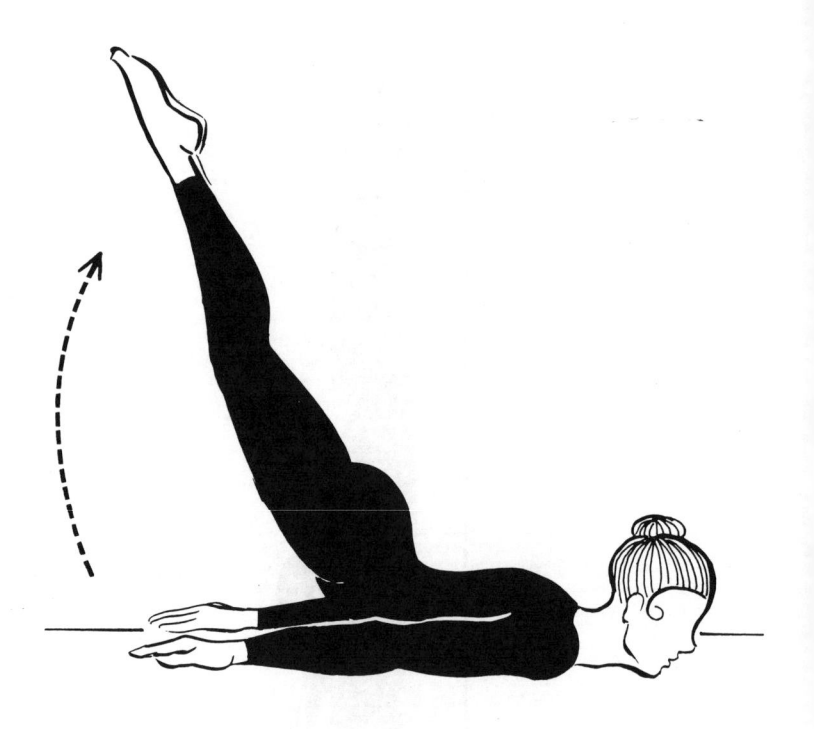

Salabhásana

Salabha significa *gafanhoto.*
A postura deste ásana lembra o gafanhoto, com a cauda em ângulo com o chão.
Execução:
1 – deite-se de frente para o solo;
2 – una os pés e coloque o queixo no chão, estique os braços para baixo dos quadris e ponha as palmas das mãos no solo;
3 – inspire e eleve as pernas esticadas ao máximo tirando também os quadris do chão e permaneça o quanto puder;
4 – expire e relaxe.
Efeitos:
Observamos efeitos positivos sobre os pulmões, região lombar, pélvica, abdominal, além do fígado, rins, estômago, intestinos.

108

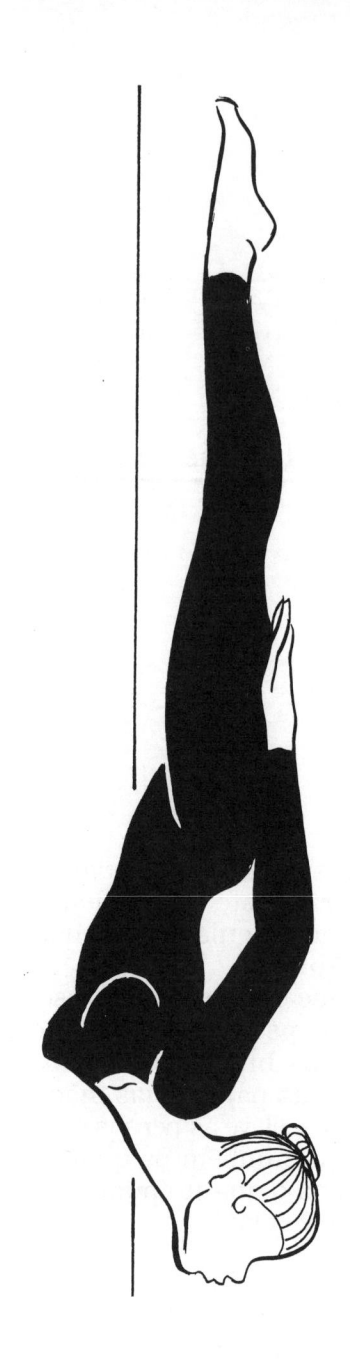

Matsyásana

Matsya significa *peixe*.
Nesta posição a pessoa pode flutuar como um peixe sobre a água.

Execução:
1 – deite-se de costas para o solo;
2 – una os pés e apóie as palmas das mãos no chão, do lado dos quadris;
3 – inspire e eleve o peito, apóie os cotovelos no chão e coloque o alto da cabeça no solo.

Efeitos:
Ótimo para a região cervical, tireóide; estimula as glândulas endócrinas, a pituitária e a pineal, que estão localizadas no cérebro. Amígdalas e adenóides também são beneficiados.

(Obs.: *Esta posição deve ser feita após o* Sarvangásana.)

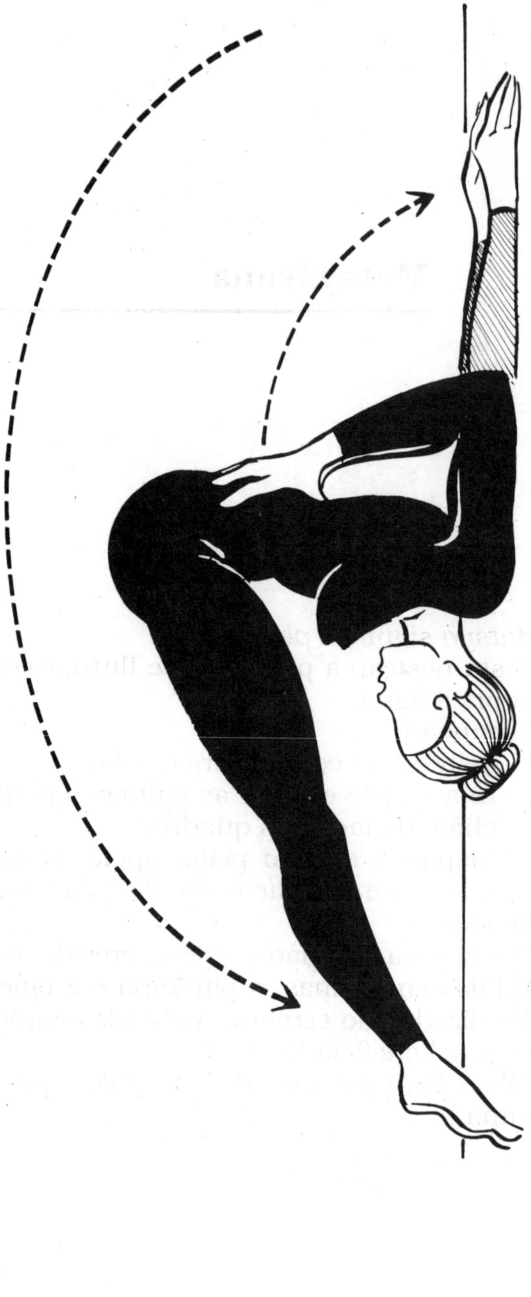

Halásana

Hala significa *arado*.
Esta posição é assim denominada porque em sua execução o corpo imita a forma de um arado indiano.

Execução:
1 – deite-se de costas para o solo;
2 – junte os pés e coloque as mãos dos lados dos quadris;
3 – inspire e eleve as pernas juntas e esticadas, deslocando os quadris do solo;
4 – flexione o corpo para trás e toque os pés no chão com as pernas bem esticadas;
5 – tire agora as mãos dos quadris apoiando-as no solo com os braços esticados.

Efeitos:
Este ásana trabalha com o pâncreas, fígado, baço, fins, músculos abdominais, tireóide, glândulas sexuais; é ótimo para a coluna vertebral.

(Obs.: *As pessoas com coluna vertebral rígida devem iniciar esta prática sem forçar ou sentir dor. Lembre-se de Pátañjali: "Ásana é toda posição firme e agradável."*)

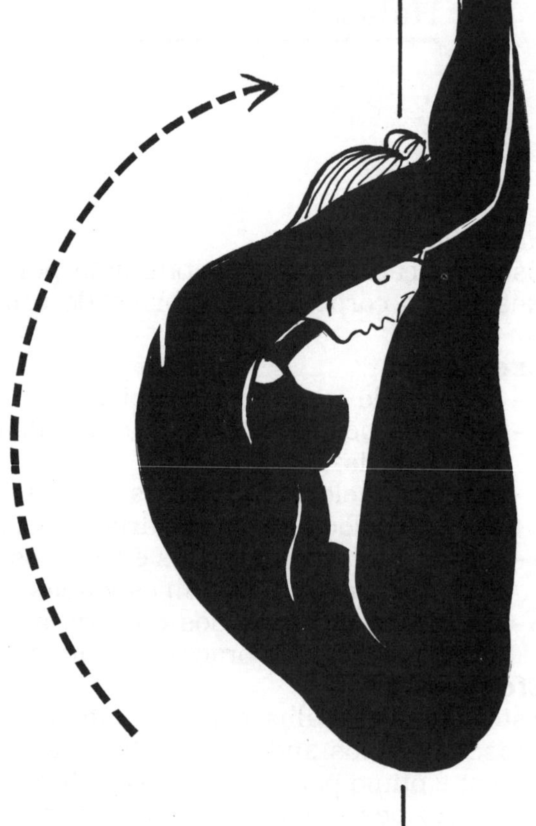

Paschimotanásana

Paschimo significa *posterior*, enquanto a raiz Tan quer dizer *estirar, distender.*

Paschimotanásana quer dizer distensão posterior, motivo pelo qual este ásana é assim denominado.

Execução:
1 – sente-se, estique as pernas para a frente e una os pés;
2 – flexionando para a frente, segure com as mãos nos tornozelos; com a cabeça tombada para a frente, relaxe na posição;
3 – dê a máxima flexibilidade na posição, expirando e tocando a teste nos joelhos;
4 – inspire e desfaça.

Efeitos:
Ótima posição para os órgãos abdominais, o grande o pequeno psoas, os músculos abdominais, e os músculos posteriores do corpo, região lombar, estômago, fígado, baço, rins, intestinos, pâncreas, bexiga, próstata, os nervos epigástricos, espinha, região pélvica e glândulas sexuais.

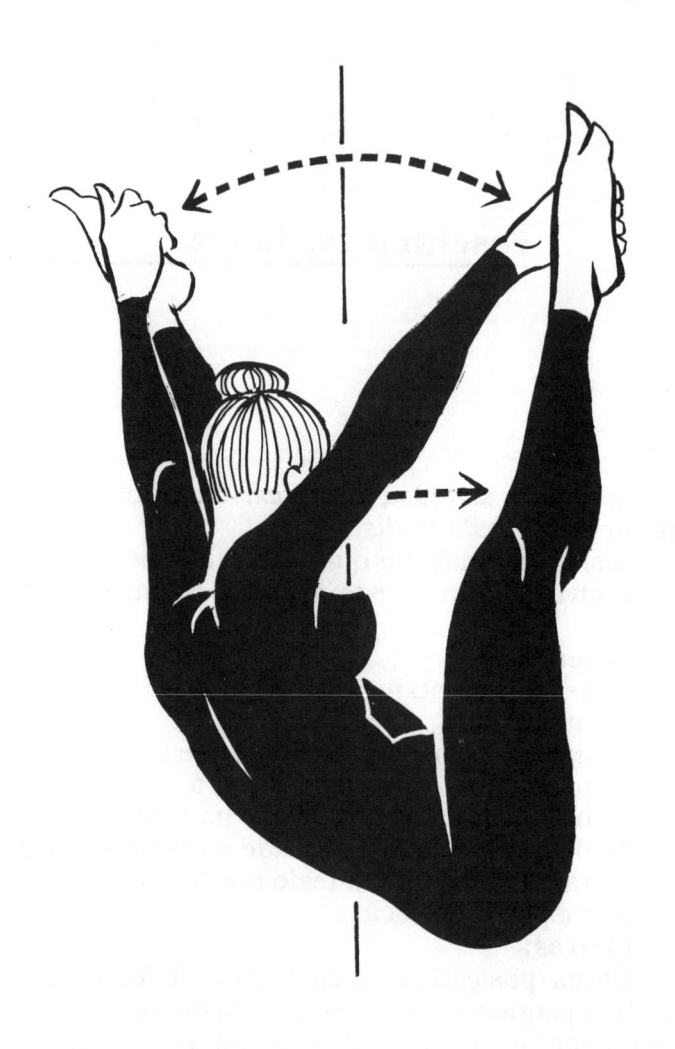

Upavishta Konásana

Upavishta significa *sentado;* *Kona* quer dizer ângulo.

Esta posição lembra um compasso que se abre formando ângulos.

Execução:
1 – sente-se, e abra as pernas o máximo que puder;
2 – expire e flexione para a frente, segurando com as mãos nos pés, e tente tocar com a testa no solo;
3 – inspire e retorne.

Efeitos:
É um dos melhores ásanas para abertura pélvica; trabalha também a coluna, músculos da coxa e batata-da-perna, estômago, bexiga, intestinos, baço, pâncreas.

Virabhadrásana

Virabhadrásana é o nome de um herói dos *Puranas* (contos e lendas da Índia).
É um ásana em homenagem a esse herói guerreiro.

Execução:
1 – fique de pé com as palmas das mãos unidas e os braços esticados para cima;
2 – abra as pernas cerca de seis a sete palmos;
3 – coloque o pé direito voltado para o lado direito e gire o tronco para o mesmo lado;
4 – expirando, flexione o joelho direito, mantenha os braços esticados para cima e, com as palmas das mãos unidas, flexione a cabeça para trás;
5 – inspirando, retornando e repetindo para o mesmo lado, rigorosamente da mesma maneira.

Efeitos:
É uma posição excelente para aumentar a capacidade pulmonar.

Note bem que ela trabalha bastante os músculos da coxa e da batata-da-perna, trabalha com as cadeiras, cintura, e notamos que, também recebe uma pequena torção da espinha, que lhe é benéfico.

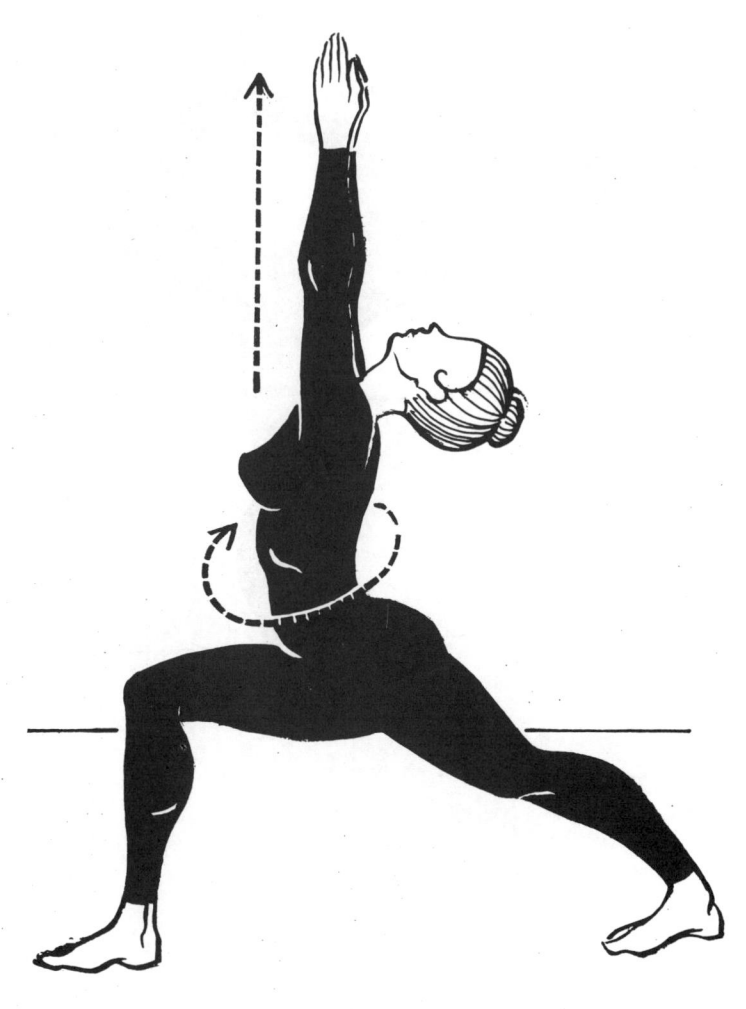

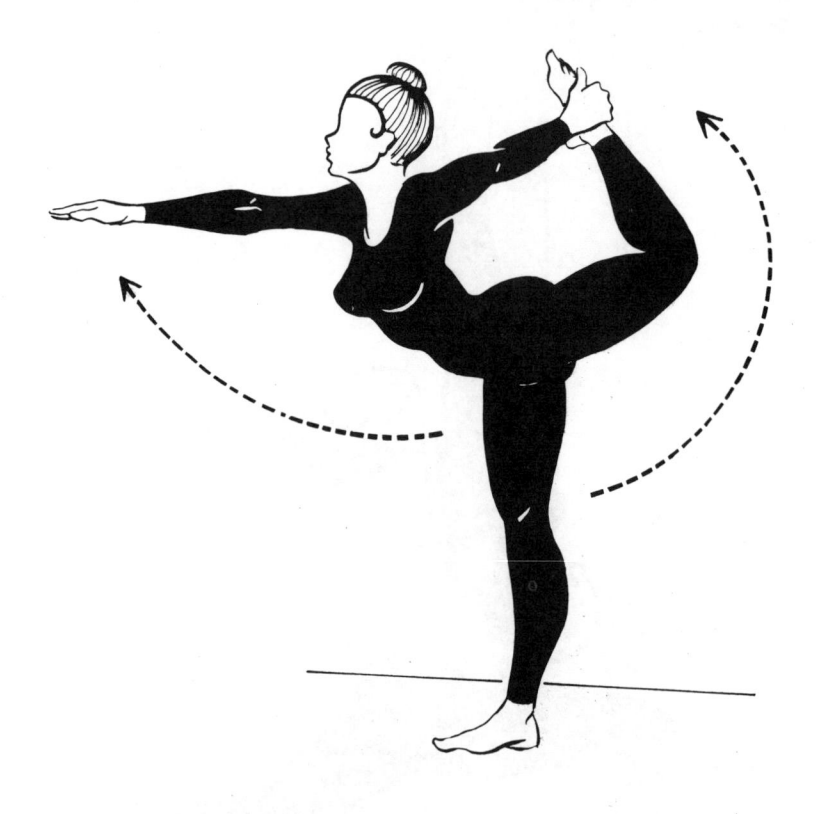

Natarajásana

Nataraja quer dizer *dançarino real.*
Conta-nos a lenda que Shiva, o criador do Yoga, numa experiência de catarse, captou esta posição.

Execução:
1 – fique de pé, com os pés unidos e concentrado num ponto;
2 – dobre a perna direita para trás e segure com a mão direita o pé direito;
3 – estique agora a perna direita, elevando ao máximo, formando um arco;
4 – permaneça na posição, com a perna direita bem esticada sustentando o corpo. Estique o braço esquerdo para a frente;
5 – faça para o outro lado da mesma forma.

Efeitos:
Esta posição tem seus efeitos salutares sobre músculos da coxa e da batata-da-perna, intestinos, rins e coluna vertebral. Mas o melhor efeito é obtido pelo sistema nervoso.

Trikonásana

Trikona significa *triângulo*.
A posição das pernas assemelha-se a um triângulo.

Execução:

1 – de pé;
2 – erga os braços lateralmente, até a altura dos ombros, com as palmas das mãos voltadas para baixo, e inspire profundamente;
3 – ao expirar todo o ar, incline o corpo para a esquerda até tocar as pontas dos dedos da mão esquerda na altura da batata-da-perna esquerda e olhe para a mão direita, que está mais elevada;
4 – inspire e retorne à posição. Faça para o outro lado rigorosamente da mesma maneira.

Efeitos:
Os músculos laterais do tronco são alternadamente trabalhados, como também os dorsais que sustentam as vértebras; estimula os músculos laterais da coluna e põe em ordem os ossos e músculos das cadeiras; trabalha a região lombar e os órgãos da digestão e excreção.

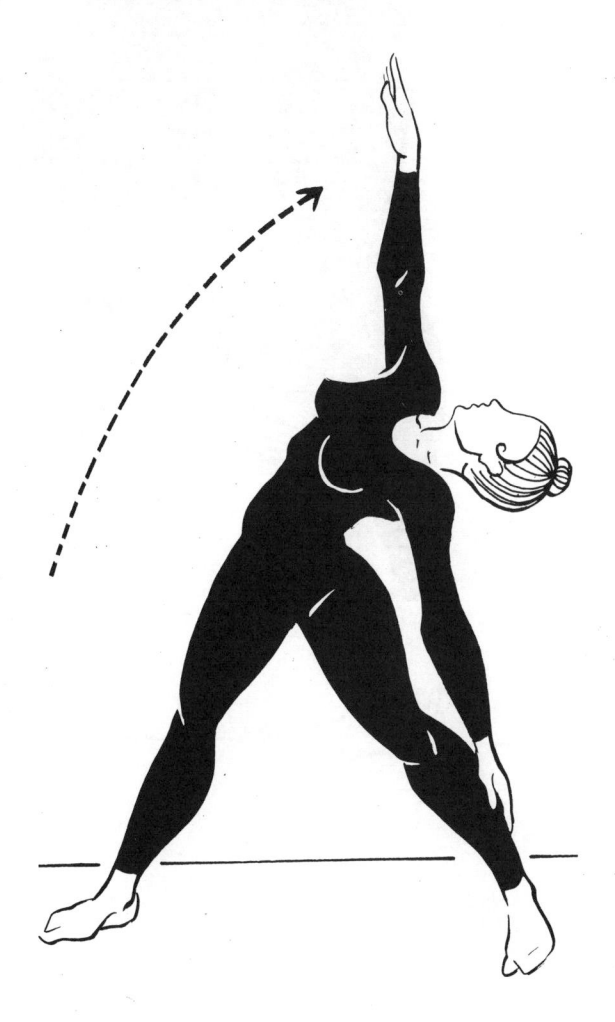

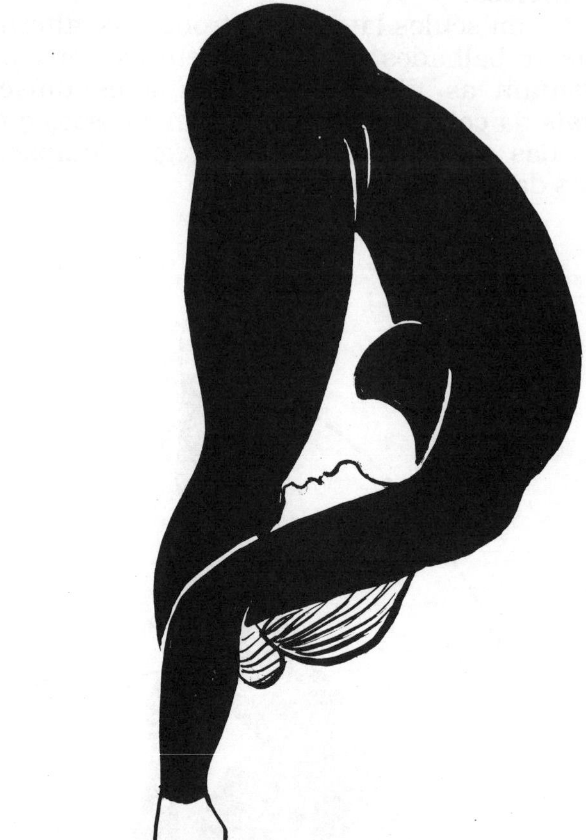

Padahastásana

Pada significa *pé;* *hasta* quer dizer *mão.*
É a posição das mãos nos pés.
Execução:
1 – fique de pé;
2 – flexione o corpo para a frente sem dar a máxima flexão e relaxe os braços soltando-os;
3 – segure com as mãos por trás dos tornozelos, expire e flexione o máximo tentando tocar com a testa nos joelhos sem dobrá-los;
4 – inspire e retorne.
Efeitos:
Este ásana trabalha o grande e o pequeno psoas; os músculos abdominais laterais e os retais são fortificados; trabalha a região lombar, estômago, fígado, baço, rins, intestinos, órgãos sexuais, o reto, próstata, útero, bexiga e coluna vertebral.

Vrikshásana

Vriksh significa *árvore*.
O aluno imita uma árvore através da posição.
Execução:
1 – de pé;
2 – dobre a perna direita e coloque o peito do pé direito sobre a coxa da perna esquerda, bem perto da virilha;
3 – mantenha o equilíbrio sobre a perna esquerda e una as mãos acima da cabeça;
4 – sustente-se nesta posição durante alguns segundos, respirando suavemente e de preferência com os olhos fechados;
5 – repita a posição para o outro lado da mesma forma e mantenha a posição durante o mesmo tempo.
Efeitos:
Este ásana combate o stresse, pois todas as posições de equilíbrio aumentam o domínio do sistema nervoso.

Há casos de pessoas tão tensas que não conseguem completar a posição. O melhor então é tranqüilizar-se ainda mais, fixando-se em um ponto qualquer à frente.

A posição também é útil para reforçar as articulações dos joelhos e os músculos da perna.

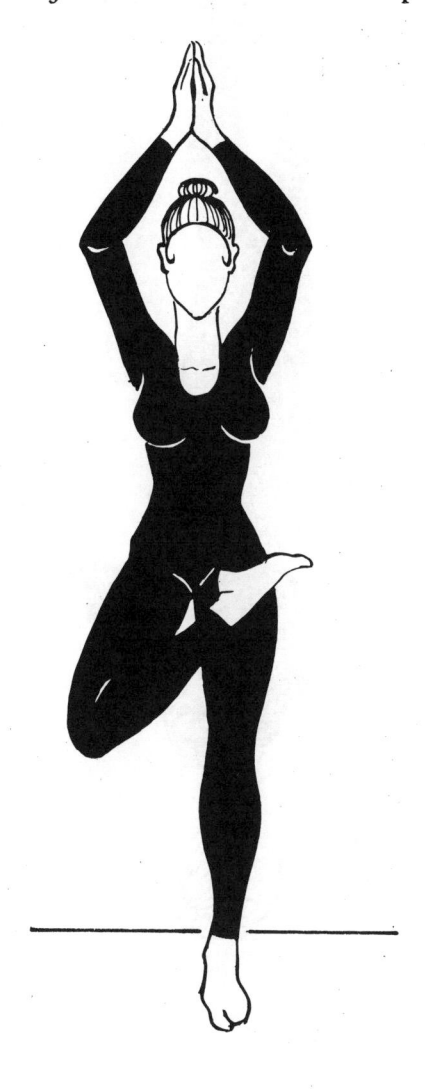

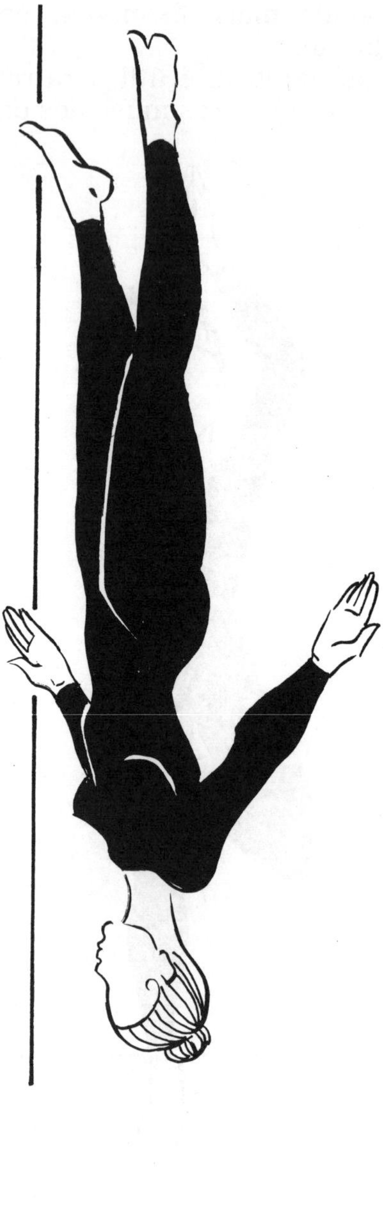

Yoganidra

Técnica Yogue de relaxamento. Vários problemas e tensões fazem parte da vida do homem, e nada melhor do que o relaxamento para descontraí-lo.

Corpo e mente estão associados, pois a uma tensão mental equivale uma tensão física. Tenho feito pesquisas para saber o que mais freqüentemente vem matando as pessoas e constatei que 80% delas morrem devido ao acúmulo de tensões. Portanto, relaxar é a saída. Tenho verificado ao longo dos anos magníficos resultados da técnica de relaxamento Yogue.

Um conselho: devemos aprender a relaxar como os animais. Note que, quando o gato dorme, seu corpo está tão relaxado que parece sem vida. Quem dorme assim? Os médicos afirmam que dois minutos de relaxamento Yogue equivalem a duas horas de sono, pois, muitas vezes, você dorme e não descansa.

Relaxemos profundamente com pernas e braços bem abertos. Procuremos uma posição confortável para as costas, os ombros, o pescoço e a cabeça. Soltemos parte por parte o nosso corpo, começando pelos pés, e depois; tornozelos, pernas, joelhos, coxas, quadris, musculatura do abdômen, órgãos do abdômen, músculos do tórax e órgãos do tórax, musculatura das costas e cada vértebra da nossa coluna.

A seguir, soltamos o pescoço, o queixo, a boca, o rosto, os olhos, as sobrancelhas, a testa, o couro cabeludo e as orelhas.

Descontraindo os ombros, braços, antebraços, mãos e dedos, todo o nosso corpo se descontrai, primeiro parte por parte e depois todo ele de uma só vez.

Durante algum tempo, vamos permanecer nesse estado de leveza, momentos agradáveis que devemos prolongar ao máximo. Nesse estado de receptividade, estamos muito sensíveis a assimilar pensamentos positivos de saúde e harmonia. Portanto, nossa mente desenvolve uma grande força, para obter todos os efeitos benéficos e resultados favoráveis.

Para retornar, vamos ouvir melhor os sons em torno, mover a língua sentindo o gosto, movimentando os dedos e sentindo o tato das mãos, inspirando e sentindo o perfume do ar, esticando os braços acima da cabeça até o chão lá atrás, abrindo os olhos, espreguiçando, sorrindo.

"Ser servo do ego e das fraquezas é a fonte de todo sofrimento."

Dhyana

Dhyana significa *meditação*.
É a parada das ondas mentais, a meta do Yoga. Só poderemos ver o fundo do mar quando o mar estiver quieto, da mesma forma que, para podermos ver a essência do nosso ser, a mente tem que estar quieta.
Vários são os processos para atingir a meditação. O mais importante é concentrar a mente em alguma coisa. Meditar não é algo enfadonho, como muitos pensam, pois quando olhamos para o rio, para uma rosa, ou para uma pedra, estamos contemplando a natureza, o belo. Se você pensar bem, quantas vezes já se sentiu atraído para contemplar uma paisagem, um quadro? O que você precisa saber é escolher o que contemplar, pois tem que ser algo que atraia a mente.
Eis um exemplo disto: certa vez, na Índia, um rapaz apaixonado por uma princesa sentou-se em meditação, contemplando a pessoa amada por vários

dias. Conta-se que, após alguns dias, ele sentiu-se integrado a toda a beleza do universo e se iluminou.

Existem três tipos principais de meditação:

Yantra Dhyana - meditação de primeiro grau, que utiliza imagens e símbolos;

Mantra Dhyana - meditação de segundo grau, que utiliza sons e ultrassons;

Tantra Dhyana - meditação de terceiro grau, que utiliza vibração interna.

Não importa a técnica usada, o que vale é que você se sinta integrado com ela.

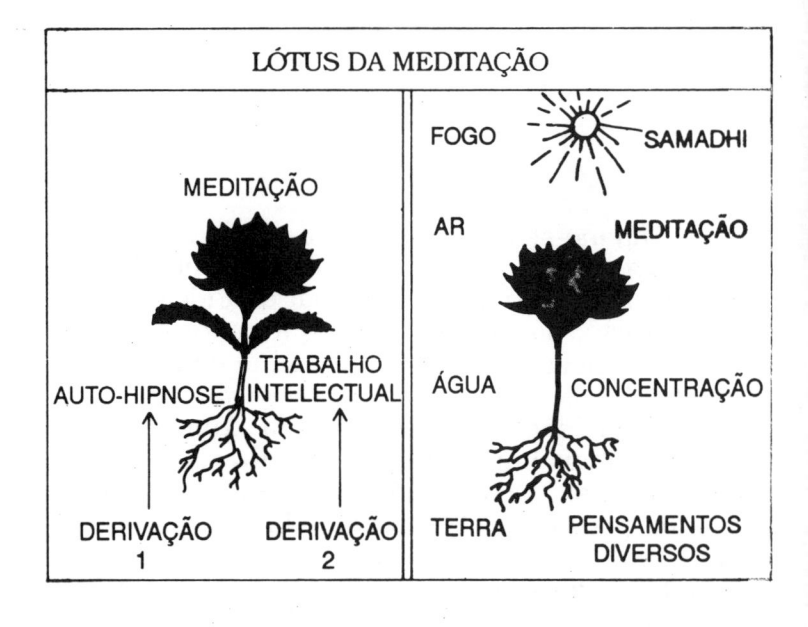

LÓTUS DA MEDITAÇÃO

MEDITAÇÃO

AUTO-HIPNOSE | TRABALHO INTELECTUAL

DERIVAÇÃO 1 | DERIVAÇÃO 2

FOGO — SAMADHI
AR — MEDITAÇÃO
ÁGUA — CONCENTRAÇÃO
TERRA — PENSAMENTOS DIVERSOS

Exemplo de exercício de meditação
Sente-se em qualquer posição de meditação, feche os olhos, fisionomia descontraída, coluna ereta, mãos em Shiva Mudrá.

Iniciemos o exercício de meditação: concentre-se no seu coração, visualize que em seu interior existe uma chama, ela simboliza a presença da chispa divina que habita em você. Concentra a mente nesta imagem.

Obs.: A prática deste exercício deve ser feita 20 minutos diários, pela manhã e pela anoite.

*"Não reclames do teu passado,
pois ele foi importante para chegares até aqui.
Cuida do teu presente, para
que tenhas um futuro melhor."*

Vitória

Glória a Ti, Senhor, triunfador de todos os obstáculos.
Permite que nada em nós crie obstáculo à Tua obra.
Permite que nada retarde Tua manifestação.
Que Tua vontade seja feita em tudo e a cada momento.
Estamos diante de Ti para que Tua vontade se cumpra em nós
em todos os elementos, todas as atividades de nosso ser, desde as alturas supremas até as menores células de nosso corpo.
Permite que Te sejamos inteira e eternamente fiéis.
Queremos estar completamente sob Tua influência, excluindo qualquer outra.
Permite que não nos esqueçamos nunca de Te sermos profunda e intensamente reconhecidos.
Permite que não desperdicemos nunca nada de todas as coisas
maravilhosas que Tu nos dás a cada instante.
Permite que tudo em nós colabore com Tua obra, que tudo
esteja pronto para Tua realização.
Glória a Ti, Senhor, Realizador Supremo.
Dá-nos uma fé ardente, ativa, absoluta, inabalável em Tua vitória.

Oração da Rosa

Oh, Verdade Absoluta,
Dá-me a semente, para que eu plante,
intensamente,
o amor aqui na Terra.
Rega-me, com o líquido da perseverança,
nos momentos de cansaço.
Que eu veja sempre no teu jardim,
não a beleza das flores, e sim a tua beleza,
que está presente em todas elas.
Que em toda manhã,
quando o sol penetrar em minhas pétalas,
sorria para ti abrindo-as.

Oh, Verdade Absoluta.
Faze que eu não sinta
ódio pelas lagartas,
e nem paixão, pelas abelhas.
Que eu não inveje nenhuma outra rosa,
e não as fira, nem por pensamento;
pois sei que estaria ferindo a mim mesmo.
Que eu contemple a beleza
nas plantas mais feias.
Que eu as compreenda,
que os espinhos fazem parte da vida da rosa.

Oh, Verdade Absoluta.
Rogo-te.
Fixa a minha consciência em ti.
Inspirado em teu néctar,
possa perfumar todo o universo.
E agradeço por estar aqui, no jardim da tua vida,
sendo um pequenino e grandioso reflexo teu.

Glossário

A

Adhama - exercício respiratório abdominal
Agni - fogo
Anga - parte
Ardha - incompleto
Apas - elementar água; também visto como uma divindade
Ásana - posição
Ashtanga - oito partes
Asura - ser da escuridão que nega o Divino
Atma - presença de Sakti no ser alma
Avidya - ignorância.

B

Bandha - contração
Bhakti - devoção
Bhástrika - fole
Bhava - sentimento
Bhujang - serpente
Brahma - o criador

C

Chakras - centros de energia situados no corpo sutil. São em número de sete: Muladhara, na base da

espinha; Svadhistana, próximo aos órgãos sexuais; Manipura, próximo ao umbigo; Anahata, próximo ao coração; Vishuda, próximo à garganta; Ajna, entre as sobrancelhas; Sahasrara, no alto do centro da cabeça.
Chela - discípulo

D

Deva - deus, deuses
Devi - deusa
Dhanur - arco
Dharma - realizações que cada indivíduo tem que cumprir, geralmente em função de um karma.
Dhyána - meditação

G

Gunas - qualidades da matéria. São três: Rajas, movimento; Satwa, equilíbrio; Tamas, inércia.
Guru - mestre
Guruji - maneira carinhosa de chamar o mestre

H

Hala - arado
Hasta - mão
Hatha - Yoga da força

I

Ishwara - Senhor, um dos poderes de Brahma; é a Sua consciência.
Ishwara-Shakti - Deusa do conhecimento supremo.

J

Jaya - salve
Jiva - ego; que pode ser mental, vital ou físico.
Jñana - conhecimento.

K

Kali - esposa de Shiva
Kama - desejo
Kapalabhati - cérebro brilhante
Karma - é o resultado de suas ações; algo que acontece em função de uma ação ter sido praticada por você anteriormente (mesmo que em outra vida).
Kirtan - cânticos extroversores
Kona - ângulo
Krishna - herói da Índia
Kriya - atividade
Kumbhaka - retenção de ar com os pulmões cheios
Kundalini - força ígnea, serpentina, que reside na base da coluna, energia física de manifestação sexual.

L

Laya - dissolução
Linga - falo, símbolo do poder, criador de Shiva
Lokas - mundos

M

Maha - grande
Mahakali - deusa da Divina Renovação; a destruição por amor
Mahalakahmi - deusa da perfeição e ordenação das realizações.
Mahashwari - o mesmo que Ishwara-Shakti.
Manas - mente
Manasika - mental
Mantra - vocalização
Maya - ilusão; mas Maya Divina é a materialização de todas as coisas.
Mukti - libertação
Matsya - peixe
Matsyedra - mestre do Yoga
Mudrá - gesto

N

Namah - salve
Narayana - encarnação de Deus
Natha - família de yogues
Nidra - sono

O

Om - corpo sonoro do Absoluto

P

Pada - pé
Prakriti - natureza
Prana - energia do ar
Pránáyámá - respiratório
Prema - amor, afeto, carinho
Prithivi - elemental Terra
Pronam - gesto, com as palmas das mãos unidas à frente do peito
Puja - oferenda
Puraka - inspiração
Purusha - presença de Ishwara no ser

R

Rajas - uma das qualidades da matéria; movimento
Rama - herói da Índia
Rechaka - expiração

S

Sadhana - caminho espiritual
Salabha - gafanhoto
Samádhi - implosão da consciência
Samsara - roda de Samsara; roda da vida e da morte, na qual tudo está preso, até à elevação da consciência.
Saraswati - deusa da música e do amor
Sarva - tudo

Sat - ser
Sat-Chit-Ananda - Ser, Consciência e Felicidade
Satsanga - reunião com sábios
Satwa - uma das qualidades da matéria; equilíbrio
Shakti - o poder do Divino
Siddhi - poder, como resultado de uma libertação (Mukti)
Shiva - um dos deuses da mitologia hindu
Suddhi - purificação
Sunyaka - retenção com pulmões vazios

T

Tamas - uma das qualidades da matéria; inércia
Tantra - teia
Trataka - exercício visual
Trikona - triângulo
Trimurti - três faces

U

Uthama - respiratório subclavicular
Uddiyana - caminho para cima

V

Vamah - esquerdo
Vasudeva - deus Vasu
Vayu - elementar Ar; também visto como uma divindade
Vedas - textos sagrados
Viparita - invertido
Virabhadra - herói dos contos hindus
Vishnu - deus da conservação
Vriksh - árvore

Y

Yama - domínio
Yantra - símbolo
Yoga - união
Yogue - praticante do Yoga

Bibliografia Básica de Iniciação

Peregrinos das Estrelas
(Dilip e Indira Devi - Ed. Pensamento)

Sri Aurobindo - A Estória de Sua Vida
(Projeto Cultural Mãe Índia)

Bibliografia Básica

A Seu Serviço Nada Poderia Ser um Sacrifício
(A Mãe - C.S.A.)*

Ananda Centenário
(C.S.A.)

O Yoga
(S.S.A.)**

A Vida Toda é Yoga
(C.S.A.)

Os Poderes Reais estão com a Criança
(C.S.A.)

---

* Casa Sri Aurobindo (sede na Bahia).
** Sociedade Aurobindo (sede em São Paulo).
   As duas entidades divulgam as obras dos mestres do Purna Yoga.

Educação
(C.S.A.)

O Aperfeiçoamento do Corpo
(C.S.A.)

Revistas "Ananda" e "Shakti"
(C.S.A. e S.S.A.)

A Evolução Futura do Homem
(Ed. Cultrix)

Bibliografia Básica II

Bélles Histories
(A Mãe - C.S.A.)

Preces e Meditações - Vol. I e II
(A Mãe - C.S.A.)

Conversas com a Mãe
(Ed. Pensamento)

A Mãe
(Sri Aurobindo - C.S.A.)

Palavras da Mãe
(C.S.A.)

Cada Átomo do Ser Consciente
(C.S.A.)

Pensamentos e Aforismos
(Sri Aurobindo - C.S.A.)

A Consciência que Vê
(C.S.A.)

As Quatro Austeridades e as Quatro Libertações
(C.S.A.)

Savitri
(Sri Aurobindo - C.S.A.)

Bibliografia Avançada

La Vida Divina
(Sri Aurobindo - Kier - Vol. I, II e III)

Sintesis Del Yoga
(Sri Aurobindo - Kier - Vol. I, II e III)
Isha Upanishad
(Sri Aurobindo - Kier)
La Mente de Luz
(Sri Aurobindo - Kier)
Heráclito y Oriente
(Sri Aurobindo - Leviatan)
The Secret of the Veda
The Upanishade
Hymns to the Mystic Fire
Essays on the Gita
The Problem of Rebirth
The Superman
The Supramental Manifestation Upon Earth
The Human Cycle
The Ideal of Human Unity
War and Self Determination
The Ideal of Karmayogin
The Doctrine of Passive Resistence
Ideals and Progress
Speeches
The Spirit and From of Indian Policy
A System of National Education
The Natural Value of Art
The Foundations of Indian Culture
The Renaissance in Indian
The significance of Indian Art
The Future Poetry
Letters on Poetry, Art, Literature
Kalidasa
Viers and Reviews

Vyasa and Valmiki
Letters on Savitri
Savitri: A Legend and a Symbol
Love and Death
More Poems
Poems Past and Present
Last Poems
Collected Poems
Eric
Perseus the Deliverer
Rodogune
Vasadutta
Viziers of Bassora
Collected Plays and Short Stories
(2 volumes)

Obs.: Todos esses livros podem ser encomendados ao Núcleo Cultural Samyama. Escreva-nos.

O **Núcleo Cultural Samyama de Yoga** é um espaço destinado à divulgação da filosofia e prática do **Yoga Integral**.

Desenvolvido em Pondicherry, sul da Índia, pelo Mestre Sri Aurobindo, o **Yoga Integral** visa essencialmente o despertar do Ser Interior e o desenvolvimento integral do corpo, vida e mente, num crescimento que busca aflorar nossas potencialidades divinas. Fugindo dos velhos padrões de um mundo gasto, buscando a Verdade em cada Ser Humano.

Por isso, o Núcleo proporciona atividades para o aperfeiçoamento físico, para o fortalecimento energético, para a ampliação da mente, para o despertar da sensibilidade, num espaço para a realização plena do indivíduo.

Caso você queira nos conhecer de perto, estaremos à sua disposição na Rua Barão de Mesquita, 205B - Tijuca, ou pelo telefone 2264-9037, das 08:00h às 20:00h.

O mundo está se preparando para uma grande mudança:

Você quer colaborar?

ATIVIDADES CONTÍNUAS

Yoga Integral - Técnicas de Ásanas - Yogaterapia - Relaxamento - Alongamento - Destensionamento para 3ª idade - Filosofia do Yoga Integral - Florais de Bach - Antiginástica - Mantras e Meditação - Karma Yoga - Dança contemporânea - Parto sem dor - Renascimento - Yoga para crianças - Kung Fu para crianças - Tarô Cigano - Homeopatia - Entreposto Natural - Culinária natural - Consciência corporal - Lapidação corporal - Controle mental - Do-In - Tai Chi Chuan - Shiatsu - Cristaloterapia - Irisdiagnose - Quiroprática - Atendimento psicológico.

Fitas para prática de: Meditação, Respiração, Relaxamento, Ásanas e Mantras, com Prof. Horivaldo.

Aulas gratuitas de yoga, aos sábados.